EFFETS SECONDAIRES LE SCANDALE FRANÇAIS

JEAN-CHRISTOPHE BRISARD
ANTOINE BÉGUIN

Avec la participation de
IRÈNE FRACHON

EFFETS SECONDAIRES
LE SCANDALE FRANÇAIS

FIRST
Editions

ISBN : 978-2-7540-7584-8
Dépôt légal : mars 2016

Relecture et correction : Isabelle Chave
Mise en page : Stéphane Angot
Couverture : Atelier Didier Thimonier

Imprimé en France par Normandie Roto Impression s.a.s. (1600792)

Éditions First, un département d'Édi8
12, avenue d'Italie
75013 Paris – France
Tél. : 01 44 16 09 00
Fax : 01 44 16 09 01
E-mail : firstinfo@efirst.com
Site : www.editionsfirst.fr

Sommaire

Introduction

Pourquoi un nouveau livre sur les médicaments ? La littérature n'en manque pas – ni les magazines, plus ou moins spécialisés, ni les documentaires. À croire que le thème est porteur. Et pour cause : nous sommes tous contraints de consommer des médicaments durant notre vie. Consommation dont le volume tend à augmenter et à se prolonger à mesure que nous avançons en âge. Qu'on le veuille ou non, ils font partie de notre quotidien. Pourtant, bien que de consommation courante, le médicament est tout sauf un produit anodin. Il porte en lui-même une promesse : celle de soigner, au minimum de soulager, au mieux de guérir. Cette promesse quasi thaumaturge, ô combien fondamentale dans le pacte que nous concluons avec la médecine moderne, exige une confiance si ce n'est aveugle, tout au moins éclairée. Or cette promesse peut-elle être encore de mise quand notre société fait face à des scandales sanitaires à répétition ?

Le doute s'immisce dans le pacte malade-médecin. Le risque d'un rejet, d'une défiance totale, est réel. Le manque d'informations intelligibles, non en quantité mais en qualité, ajoute à la confusion et à l'amalgame. Les listes « noires » de médicaments à bannir se multiplient sur le même schéma que les listes noires de compagnies aériennes. C'est la course à la peur, à celui qui dénombrera le plus et, si possible, parmi les plus consommés, même sans ordonnance. Au mieux les médicaments y apparaissent comme inefficaces. Au pire, ils sont dangereux. Parfois, ils cumulent les deux inconvénients. Comment accepter, dès lors, de continuer à prendre en connaissance de cause ces médicaments incriminés ? Et comment ne pas craindre que, dans un futur proche, d'autres produits pharmaceutiques se retrouvent à leur tour sur la sellette ?

Consciente du rejet populaire qui la guette, l'industrie du médicament s'est lancée dans une reconquête de la confiance des malades. Les autorités sanitaires, au niveau national comme au niveau européen, ont suivi le pas. À ce jour, le résultat déçoit. Est-ce parce que les enjeux divergent ? Pour les grands groupes pharmaceutiques, ils sont avant tout économiques. Pour les organismes d'État, c'est l'aspect sanitaire qui est mis en avant. Des intérêts foncièrement différents pour ces acteurs obligés de travailler ensemble. Car l'industriel a besoin de l'État pour obtenir les autorisations de mise sur le marché de son médicament et son remboursement par la Sécurité sociale. Le législateur, quant à lui, compte sur l'industriel pour développer des produits capables d'assurer la protection sanitaire de la population. Et le patient dans tout cela ? Peut-il espérer que les mauvaises pratiques des laboratoires pharmaceutiques aient disparu suite aux retentissants scandales de ces dernières années ? Se sent-il protégé par les autorités sanitaires ?

Remontons jusqu'à la fin de la Seconde Guerre mondiale. Six décennies pour autant de scandales mondiaux : Thalidomide, Distilbène, Vioxx, Mediator, Requip… Les mêmes carences, les mêmes effets et une quasi-absence de remise en question. Au-delà des noms commerciaux de molécules, on découvre des vies brisées, sacrifiées et parfois tout simplement niées dans leur souffrance. Le Thalidomide a provoqué des malformations monstrueuses sur au moins 20 000 bébés, le Distilbène est responsable d'anomalies anatomiques sur des dizaines de milliers de nouveaux-nés, le Vioxx est suspecté d'avoir provoqué près de 30 000 morts par arrêt cardiaque, le Mediator a entraîné des dizaines de milliers de maladies cardiaques et pulmonaires et combien de morts « sur ordonnance » ; quant au Requip, il a transformé des malades de Parkinson en joueurs compulsifs et en déviants sexuels. Ce ne sont que quelques exemples parmi les plus marquants. Tous ont donné lieu à des procès, à des campagnes médiatiques et à des prises de position politiques. Le leitmotiv qui en ressortait pouvait se résumer à : « Plus jamais ça ! » Et pourtant... les scandales continuent d'éclater.

Doit-on en conclure qu'aucune leçon n'a été retenue au cours de ces soixante dernières années ? C'est ce que nous avons tenté de comprendre. Un début de réponse se trouve dans ce chiffre : 85 %. Il s'agit de la part du budget de la pharmacovigilance de l'Agence européenne du médicament financée par les laboratoires. Le « gendarme » européen du contrôle du médicament est directement payé par les groupes industriels qu'il est censé surveiller. Est-ce un hasard si le Conseil économique et social européen s'est déclaré officiellement inquiet de cette situation ? « De telles procédures d'évaluation devraient s'effectuer indépendamment des redevances versées par l'industrie pharmaceutique et exclusivement dans l'intérêt des patients. Les dépenses correspondantes devraient donc être couvertes par le budget de l'Union. »[1]

Mais au-delà des chiffres et des explications techniques, bien entendu nécessaires en préalable, nous avons gardé à l'esprit que derrière chaque « affaire » liée à un médicament, il y avait des victimes. Par-delà l'émotion suscitée par leur souffrance, il nous a apparu essentiel de consacrer toute une partie de ce livre aux combats judiciaires de ces malades. Car – et c'est

1. Article 8.3 issu de l'*Avis du Comité économique et social européen sur la « Proposition de règlement du Parlement européen et du Conseil relatif aux redevances dues à l'Agence européenne des médicaments pour la conduite d'activités de pharmacovigilance concernant des médicaments à usage humain »*, 16 octobre 2013.

l'une des grandes révélations de notre enquête – en France, il est encore aujourd'hui difficile de se voir reconnaître le statut de victime par la justice. Y compris dans le cas de scandales avérés comme celui du Mediator. Le docteur Irène Frachon, qui s'est battue pour dévoiler les effets secondaires mortels de ce médicament, apporte dans cet ouvrage son témoignage et son expertise en la matière. Elle y détaille les épreuves qu'elle a dû subir pour se faire entendre et qui préfigurent celles qui ne manqueront pas de se dresser sur son chemin à nouveau, à l'heure d'un éventuel procès pénal contre le laboratoire Servier.

Cette enquête sur les effets secondaires indésirables des médicaments dresse le tableau actuel de notre système de santé et de la place qu'y tient l'industrie pharmaceutique. Pour cela, elle s'appuie sur des faits scientifiques, économiques et juridiques. Mais aussi – et à nos yeux c'est au moins aussi important – sur des témoignages : car ils sont cette part d'humanité sans laquelle la crise du médicament ne se résume qu'à une série de statistiques. Pour répondre à la première question de cet avant-propos, donc : pourquoi un nouveau livre sur les médicaments ? Pour donner de la chair et de la vie à ces statistiques, pour éclairer les consciences des consommateurs de médicaments : nous tous.

PREMIÈRE PARTIE

QUAND LES MÉDICAMENTS EMPOISONNENT

Les origines de la remise en question de notre système de santé

Thalidomide, Distilbène, Vioxx, Mediator et Requip. Cinq médicaments pour autant de scandales. Cinq cas sur six décennies. Des médicaments devenus synonymes de souffrance, de déviance, de défiance. Aujourd'hui, leurs identités se confondent avec les effets secondaires monstrueux qu'ils provoquent. On parle « d'enfants Thalidomide », de « filles du Distilbène », de « l'effet Requip » tant les catastrophes provoquées sont indissociables des médicaments eux-mêmes. Un « enfant Thalidomide » se reconnaît entre mille, il naît difforme, parfois sans bras, sans jambe, parfois avec seulement un tronc. Les « filles du Distilbène » avec leurs malformations génitales ont des séquelles plus discrètes mais tout aussi identifiables. L'« effet Requip », lui, a longtemps fait sourire dans le milieu médical car il était synonyme de vigueur sexuelle, une sorte de Viagra *bis*. Ce traitement contre les effets de la maladie de Parkinson était bien connu pour ses effets secondaires sur la libido. Jusqu'au jour où il a été démontré qu'il pouvait provoquer bien plus que cela : une hypersexualité déviante et dangereuse. Quant au Vioxx et au Mediator, on ne peut s'empêcher de les associer aux milliers de morts qu'ils ont provoquées.

Pour tous ces médicaments, le doute n'est plus permis. Même les laboratoires qui les ont créés n'osent prétendre le contraire. Et pour cause, ces produits sont à l'origine de scandales sanitaires majeurs. Majeurs et nouveaux. Ils ont, tour à tour, sapé les bases du contrat moral qui reliait la médecine aux malades : la confiance.

Tout commence dans l'après-Seconde Guerre mondiale, en pleine euphorie économique et scientifique. Un temps où la science fait des bonds de géant et apporte des solutions pour le bien-être général. Les traitements médicaux progressent d'année en année. Tout naturellement, dans son immense majorité, nous offrons aveuglément notre santé au savoir omniscient des bons docteurs. C'est le temps de l'arrivée, dans les trousses à pharmacie, de pilules miraculeuses. Il y en a pour tout : dormir, ne plus souffrir, ne plus avoir peur, ne plus faire de fausses couches... Elles sont sûres ces pilules, puisque les médecins les prescrivent par millions de boîtes. C'est le temps de la confiance. Tout va bien. Dans les années 1950-1960, vient le temps du premier scandale avec le Thalidomide, un anti-nauséeux pour femmes enceintes terriblement tératogène, c'est-à-dire qu'il augmente les risques de malformations du foetus. C'est ce qui est arrivé à au moins 20 000 bébés. À partir des années 1970, c'est au tour du Distilbène. Encore un traitement pour la grossesse et encore des effets secondaires sur les fœtus. Les femmes payent un lourd tribut dans les scandales sanitaires. Dans les années 1990-2000, le drame vient des États-Unis. Il est à la démesure du géant américain : près de 30 000 morts suspectés à cause d'un seul médicament. Le nom de ce tueur en série ? Le Vioxx. Un anti-inflammatoire non stéroïdien qui réduit la douleur, la fièvre et l'inflammation. Un produit miracle, promettait alors son laboratoire propriétaire, l'américain Merck & Co (Merck Sharp and Dohme, MSD, en Europe).

Quelques années plus tard, à l'aube des années 2010, la France connaît à son tour un scandale majeur, son « Vioxx » en quelque sorte. Il s'agit d'un produit des laboratoires français Servier : le Mediator. Un nom de médicament que l'on croirait sorti d'un *comics* américain. En l'occurrence, Mediator penche franchement du côté des méchants. Avec ses milliers de victimes sur ordonnance, ce coupe-faim a achevé le travail de sape entamé cinquante ans plus tôt avec le Thalidomide. Si, en 2015, 85 %

des personnes interrogées déclarent avoir confiance dans les médicaments, l'industrie pharmaceutique doit faire face à une défiance des patients côté éthique : seulement 18 % des sondés pensent que cette industrie est transparente, 28 % honnête, 37 % éthique, 45 % respectueuse des patients[1]... Les scandales pèsent lourds dans ces chiffres.

Soixante ans de scandales à répétition.

En voici les détails...

NB : Pour simplifier le propos, nous allons dans cet ouvrage réunir sous l'intitulé « Agence française du médicament » les multiples acronymes qui ont présenté cet organisme au fil des époques.

1. Étude menée par Ipsos pour le LEEM (Les Entreprises du Médicament, le syndicat patronal des laboratoires) sur le rapport des Français aux médicaments.

Le Thalidomide, le médicament miracle d'après-guerre

Nous sommes dans l'Allemagne de l'immédiat après-guerre, dans les années 1950. Le pays est coupé en deux zones, l'une est occupée par les forces dites du « monde libre », les États-Unis, le Royaume-Uni et la France. L'autre est soigneusement « protégée » par le grand-frère soviétique, l'URSS. Si une bonne partie de l'industrie allemande peine à se relever de la Seconde Guerre mondiale, la chimie germanique demeure un secteur de pointe. Parmi elle, Chemie Grünenthal ne semble pas connaître la crise. Cette entreprise pharmaceutique familiale de la région d'Aix-la-Chapelle est la première à recevoir l'autorisation des Alliés de produire de la pénicilline dans le pays. La réputation de Chemie Grünenthal est excellente. Sérieux et dynamisme la caractérisent (d'ailleurs la société existe toujours aujourd'hui et réalise un chiffre d'affaires de près d'un milliard d'euros). En 1954, ses chercheurs mettent au point un produit particulièrement novateur : un somnifère dénué d'effets secondaires, le Thalidomide. Comment savent-ils qu'il ne possède aucun effet indésirable ? Il a été testé sur des animaux de laboratoire !

Testé sur les collaborateurs du laboratoire et leurs épouses

1956, la molécule est commercialisée en Allemagne de l'Ouest sous le nom de Contergan. Le succès est considérable. D'autant plus que Chemie Grünenthal s'est rendu compte que son produit pouvait traiter également les nausées en début de grossesse. L'industriel l'a découvert en testant son médicament sur ses propres employés et leurs épouses. En 1957, c'est le lancement mondial. Exceptés aux États-Unis et en France, on trouve le Thalidomide partout. En Europe, il est le troisième médicament le plus vendu. Les autorités américaines refusent de le commercialiser car elles ont des doutes sur son efficacité et surtout sur son absence d'effets secondaires. La France, elle, fait preuve d'une telle lourdeur administrative que les délais d'autorisation s'étirent sur plusieurs années. En 1961, le Thalidomide reçoit le feu vert français. Par chance, 1961 c'est aussi la date à laquelle le scandale du Thalidomide explose. En Allemagne, la molécule se retrouve au centre d'une crise sanitaire sans précédent. Jugée responsable de malformations sévères sur les fœtus, elle est retirée du marché. Paris, immédiatement informé, retire l'autorisation qu'elle venait d'accorder à ce poison. La lenteur administrative a évité des milliers de victimes sur le territoire national. Pas à l'étranger.

Des milliers d'enfants sacrifiés

Car il s'agit bien d'un poison. Contrairement à ce que prétendait le laboratoire propriétaire, le Thalidomide possède des effets secondaires dramatiques, surtout pour les femmes enceintes. Il provoque sur les fœtus des malformations physiques que la médecine nomme « phocomélie ». Du grec *phoke* (phoque) et *melos* (membres). Les mains, les pieds prennent racine à même l'épaule ou la hanche, c'est-à-dire sur le tronc – comme les pattes d'un phoque. Les enfants peuvent également naître sourds, sans oreilles ou affectés d'une paralysie faciale...

On estime que près de 20 000 fœtus ont été touchés par ces malformations monstrueuses. Une grande partie d'entre eux sont morts avant la naissance. Aujourd'hui, il y aurait encore près de 5 000 survivants. Tous sont quinquagénaires. Ils sont Allemands, Anglais, Japonais, Australiens, Canadiens et quelques Français (surtout des personnes vivant à l'époque près de l'Allemagne).

À grand scandale, grand procès. Celui de Chemie Grünenthal a été long et retentissant. Deux années, de mai 1968 à janvier 1970. Il est à l'époque le plus important d'Europe depuis celui de Nuremberg et des dirigeants nazis. Et pourtant, il va déboucher sur... rien. Le laboratoire parvient à convaincre les plaignants qu'il faut accepter une compensation plutôt que de le condamner et prendre le risque de voir l'entreprise disparaître. Car, sans entreprise, pas de possibilité d'être indemnisé. Une centaine de millions de marks (l'équivalent de cinquante millions d'euros) seront versés aux victimes. Le procès, lui, est suspendu le 18 décembre 1970 et les poursuites contre les dirigeants du laboratoire, abandonnées.

2009, la France l'autorise de nouveau à la vente

Plus de quarante ans ont passé et l'histoire du Thalidomide vient d'écrire un nouveau chapitre. Ce médicament que l'on croyait définitivement disparu refait surface. Des chercheurs lui ont trouvé un nouvel usage : le traitement de la lèpre et du myélome (cancer de la moelle osseuse). Le Thalidomide obtient une nouvelle autorisation européenne de mise sur le marché en avril 2008 pour le traitement de patients âgés de plus de 65 ans atteints d'un myélome multiple non traité ainsi que chez des patients plus jeunes s'ils ne peuvent pas être traités par une chimiothérapie à haute dose.

La France l'autorise à la vente dès octobre 2009. Et le surveille de près. Après quatre ans de commercialisation en novembre 2014, les autorités sanitaires françaises dressent un bilan de cette surveillance. Les chiffres officiels mentionnent que 641 femmes en âge de procréer ont été traitées par Thalidomide. Aucun cas de malformation n'a été recensé. Comment un médicament aussi tératogène a-t-il pu être prescrit à des femmes ?

Tout simplement parce que le Thalidomide a été prescrit hors AMM (autorisation de mise sur le marché), notamment pour des aphtoses sévères ou des lupus érythémateux cutanés résistants. Ce médicament au passé pourtant désastreux a donc été proposé aux malades en dehors de son autorisation initiale.

En mai 2015, afin de légaliser l'utilisation du Thalidomide dans ces traitements, l'Agence française du médicament octroie une RTU (Recommandation temporaire d'usage) spécifique. Il est par la même occasion indiqué aux médecins qu'ils doivent « informer le patient de la non-conformité de la prescription par rapport à l'AMM, des risques encourus, des contraintes et des bénéfices potentiels. » Parmi les contraintes se retrouvent les effets tératogènes avérés de ce produit. L'Agence française du médicament indique parmi les contre-indications :

« – Femmes enceintes
– Femmes en âge de procréer, à moins que toutes les conditions requises par le Programme de Prévention de la Grossesse ne soient remplies
– Patients dans l'incapacité de respecter les mesures de contraception exigées. »

De telles précautions n'ont pas été prises au Brésil où ce médicament continue de faire des ravages. Une enquête de la BBC, datée du 24 juillet 2013 et publiée sur le site *www.bbc.com*, a démontré que, même utilisé pour lutter contre la lèpre, le Thalidomide reste un médicament dangereux. Une centaine de bébés brésiliens seraient nés sans membres ou avec des déformations spécifiques. Soixante ans après l'Allemagne, les mêmes effets secondaires produisent le même scandale mais dans des pays « en voie de développement ».

Le Distilbène, des effets secondaires transmis de génération en génération

La punition est sévère pour les femmes qui ont pris le Distilbène, un médicament contre les fausses couches. Le mal est « transgénérationnel » : il touche non seulement la première génération, celle qui a « consommé » la molécule, mais la deuxième génération en subit également les conséquences. On parle même aujourd'hui d'une troisième génération. Une hérédité lourde à porter.

Retour sur une molécule que l'on a cru miraculeuse.

Une molécule miracle ?

Le Distilbène est une hormone de synthèse, le diéthylstilbestrol appelé DES selon la « dénomination commune internationale ». Cette hormone a été synthétisée par un médecin et chimiste anglais, le docteur Charles Dodds en 1938. Ce médicament a d'abord été prescrit aux femmes enceintes présentant une menace de fausse couche ou ayant déjà subi une ou plusieurs fausse(s) couche(s). À l'époque, on croyait que les fausses couches étaient notamment causées par une baisse du taux d'œstrogènes. Il « suffisait », pensait-on, de combler ce déficit en œstrogènes. Précisément, le DES réalisait cet apport en hormone. Le traitement était composé de cures à doses progressives.

Le succès commercial du médicament est immédiat et fulgurant, facilité sans aucun doute par l'absence d'essais cliniques, essais non obligatoires à l'époque. Le contrôle préventif n'existait pas encore. Dans une démarche humaniste, le docteur Dodds ne dépose pas de brevet sur sa découverte et laisse la molécule libre de droits. Le DES est ainsi commercialisé par de nombreuses firmes. En France, la commercialisation débute en 1948 sous les noms de Distilbène (laboratoire UCEPHA devenu UCB Pharma, de nationalité belge) et Stilbœstrol-Borne (laboratoire Borne racheté par le groupe suisse Novartis).

Les premiers doutes

Si le succès est immédiat aux États-Unis, il est aussi de courte durée. Dès l'année 1953, les prescriptions diminuent. À cette date, une étude randomisée en double aveugle (pour supprimer tout jugement *a priori*, ni les médecins ni les sujets n'ont connaissance du traitement reçu), à partir d'un groupe de 840 femmes traitées par le diéthylstilbœstrol et d'un groupe de 800 femmes témoins, conclut que le DES est inefficace dans la prévention des fausses couches du premier trimestre. Il semble même favoriser les accouchements prématurés. Cette étude, bien que répondant aux canons de la rigueur scientifique, n'a aucun impact réel sur la commercialisation du médicament. On prescrit simplement moins le DES en raison non de ses risques mais de son absence d'efficacité.

En 1970, un gynécologue américain, le docteur Arthur Herbst, donne l'alerte : il observe sept cas de cancers à cellules claires du vagin chez des jeunes filles de 14 à 22 ans au Vincent Memorial Hospital de Boston. Ce cancer est particulièrement rare et inconnu chez les jeunes filles. Après avoir interrogé les mères des jeunes filles, le médecin établit la relation entre l'apparition du cancer et la prise du DES par ces mères durant leur grossesse. Il décide de constituer un registre international des cancers à cellules claires du vagin liés au DES. C'est en quelque sorte un essai clinique sur une large échelle qui est enfin réalisé. Petit détail : la France ne participe pas à ce registre car le DES y est toujours commercialisé. On pense aussi en France que le risque n'est pas le même, les doses utilisées étant inférieures à celles prescrites outre-Atlantique.

Pourtant, en 1971, l'étude américaine de Herbst confirme le lien de causalité : sur huit femmes ayant développé un cancer du vagin, sept avaient été exposées au DES. L'incertitude n'est plus de mise. Cette même année, la Food and Drug Administration (FDA, l'équivalent de l'Agence française du médicament) interdit la prescription du DES aux femmes enceintes. Cette mesure est validée par un certain nombre d'autres pays, avec plus ou moins de réactivité.

En 1978, une étude américaine va au-delà des constats jusqu'à présent réalisés : non seulement le DES serait sans apport significatif pour prévenir les accouchements prématurés, mais, pire, il les provoquerait.

Les lenteurs administratives françaises

Et en France ? Depuis son introduction dans les années 1950, les prescriptions ne vont cesser d'augmenter jusqu'en 1971. Son utilisation s'est même étendue à d'autres cas. Les notices de l'époque mentionnent ainsi que le Distilbène peut être utilisé dans les situations suivantes :

- règles insuffisantes, irrégulières ou douloureuses ;
- troubles de la puberté ;

- troubles de la ménopause, naturelle ou par suite d'opération chirurgicale (bouffées de chaleur, migraines, adiposité, eczéma) ;
- inhibition de la montée laiteuse ;
- menaces d'avortement.

Il est même prescrit chez l'homme pour soigner l'hémophilie.

Pour faciliter son absorption, quasiment tous les modes possibles de présentation sont prévus : comprimés dragéifiés, suppositoires, ampoule, suspension injectable ou encore pommade...

Dans les années 1970, les études vont pourtant se multiplier pour alerter la communauté scientifique sur les risques liés à l'absorption du DES. Et surtout, la communauté scientifique arrive à la conclusion que les fausses couches ne sont pas liées à une chute de taux hormonaux comme le docteur Dodds le pensait dans les années 1930. S'il y a bien une baisse de ces taux après un accouchement prématuré, il s'agit d'une conséquence et non d'une cause. La prescription du DES chez les femmes enceintes n'a donc plus aucune raison d'être. Les fausses couches sont liées à des problèmes génétiques. Le Distilbène ne sert à rien dans le cadre des risques d'avortement non désiré. Et en plus il est dangereux ! Malgré toutes ces preuves, ce n'est qu'en 1977 que le DES est officiellement contre-indiqué chez la femme enceinte.

Les risques identifiés du DES

Aujourd'hui, les effets pernicieux de cette hormone ne font plus de doute. La molécule s'est révélée nocive d'abord pour les patientes, lesquelles sont exposées à un risque accru de développer un cancer du sein (risque multiplié par deux) à partir de 40 ans. Ces femmes sont appelées « la première génération ». Pour les enfants exposés *in utero* ensuite – la deuxième génération –, en particulier les filles, des malformations génitales de nature différente ont été observées selon le début de prise du DES.

Dans le détail, pour les filles, le DES est responsable d'anomalies anatomiques (des malformations génitales), d'infertilité, d'adénocarcinome (un type de cancer) du vagin… Ces filles devenues femmes présentent des risques élevés de ne pas pouvoir mener leur grossesse à terme, soit en raison de grossesses extra-utérines, soit en raison de fausses couches (le risque est plus élevé de 25 %), ou d'une grande prématurité de l'enfant. Mais surtout, selon une étude présentée en décembre 2014 par le professeur Michel Tournaire de l'hôpital Saint-Vincent-de-Paul à Paris et réalisée par l'association de patients Réseau DES-France, ces « filles du Distilbène » sont susceptibles d'avoir des enfants infirmes moteurs et cérébraux, à cause d'un taux plus élevé de naissances prématurées.

Le corps médical prend désormais toutes les précautions face à ces femmes qui présentent une adénose (une affection du vagin). La prévalence de cette affection est de 30 % pour les « filles du Distilbène », alors qu'elle n'est que de 1 % pour celles qui n'ont pas été exposées.

Le Vidal, l'ouvrage de référence recensant l'ensemble des médicaments disponibles en France, nous apprend ainsi que cette adénose « ne doit surtout pas être traitée, en raison des conséquences délétères provoquées par les divers types de traitements ; elle évolue spontanément vers la régression, voire la guérison, entre 20 et 30 ans ». Ne pas traiter et espérer une régression… Plus encore, « la grossesse sera tout particulièrement suivie : vérification de la situation intra-utérine de l'œuf, surveillance bimensuelle du col ; le repos et la réduction d'activité sont des facteurs essentiels dans la prévention des avortements tardifs et de la prématurité ». Voilà le prix *a minima* à payer par ces femmes qui n'ont rien demandé.

Un risque transgénérationnel

La malédiction du Distilbène ne s'arrête pas à la deuxième génération. L'héritage se transmet sans que rien puisse s'y opposer. Aujourd'hui, c'est au tour de la troisième génération de payer le prix fort. Chez les « petits-enfants », filles et garçons (soit près de 108 000 personnes en France), les risques d'atrésies (obstructions) de l'œsophage sont décuplés.

En revanche, les petites-filles DES ne semblent plus concernées par les anomalies génitales comme ont pu l'être leurs mères. Mais il s'agit bien là de la seule bonne nouvelle. La liste des problèmes liés à la prise de cette molécule ne cesse de s'allonger au fur et à mesure que des études scientifiques sont engagées (dont celle, lancée par le Réseau DES qui a porté sur plus de 10 000 questionnaires en 2013).

Les garçons de la troisième génération ont, quant à eux, une probabilité accrue d'hypospadias (ouverture de l'urètre sous la verge au lieu de son extrémité) et de cryptorchidies (testicule non descendu à la naissance).

Le Distilbène en France aujourd'hui

Si depuis 1977, le DES est strictement interdit aux femmes enceintes en France, il n'a pourtant pas disparu de la circulation. Il est toujours fabriqué par les laboratoires Gerda, une société pharmaceutique française de petite taille. Mais plus question de le prescrire aux femmes enceintes. La contre-indication est, *dixit* le Vidal, « absolue » !

La pilule est aujourd'hui indiquée contre le cancer de la prostate. Quand on connaît le prix exorbitant de certains traitements anticancéreux, le Distilbène « 1 milligramme » apparaît comme un médicament bon marché : le coût du traitement journalier à raison d'un comprimé trois fois par jour revient à 1,61 euro. Pas cher… et désormais peu prescrit. Les données de la Haute Autorité de la santé (HAS) relativisent l'efficacité du médicament. Nous ne sommes plus sur un marché de *best-sellers* : dans son avis du 2 septembre 2011, l'HAS précise que le DES a fait l'objet de 1 000 prescriptions sur la période étudiée (5 ans). Une goutte d'eau. Trop peu pour procéder à une analyse quantitative des données. Le Distilbène n'apparaît même pas comme un traitement de première intention en complément d'un traitement chirurgical ou hormonal d'un cancer de la prostate au stade métastatique. Une première hormonothérapie est proposée au patient. En cas d'échec, le Distilbène constitue un deuxième, voire un troisième choix, selon les recommandations de l'HAS, ce qui explique les faibles ventes constatées. Il faut dire que le rapport bénéfices/effets indésirables ne plaide pas en sa faveur. Il est qualifié de « faible » tout comme le « service médical rendu ». Après avoir été utilisé pendant des décennies pour préserver la vie, le Distilbène s'achemine désormais vers une mort discrète. On fuit sa réputation sulfureuse.

En France, le nombre de grossesses pour lesquelles le DES a été prescrit entre 1950 à 1977 est estimé à 200 000. En tenant compte des avortements et de la mortalité périnatale, 160 000 enfants sont nés de ces grossesses soit, en moyenne, 80 000 filles et 80 000 garçons. La deuxième génération est âgée de 38 à 64 ans aujourd'hui. On considère que 25 000 de ces filles DES sont en âge d'avoir des enfants. La troisième génération a moins de 44 ans, ce sont les enfants des « filles et fils DES ». Le problème de santé publique posé par le Distilbène risque de durer encore longtemps.

Comment expliquer que le DES ait pu être encore prescrit en France jusqu'en 1977 alors qu'il ne l'était plus depuis plusieurs années aux États-Unis, au Canada, en Angleterre, en Belgique, aux Pays-Bas, en Irlande ? Les instances sanitaires françaises ont été passives, attentistes : elles ont préféré lancer de nouvelles études françaises pour confirmer celles réalisées à l'étranger. Comme si la vérité sanitaire s'arrêtait aux frontières. Or, pendant que l'on attendait la confirmation de la confirmation, le DES poursuivait sa belle vie commerciale. Les statistiques révèlent qu'il a été le médicament le plus prescrit en France entre 1965 et 1975, au moment même où, dans les pays limitrophes, il était moins prescrit, voire interdit.

Le temps des procès

Les laboratoires qui ont commercialisé cette molécule doivent aujourd'hui faire face à de multiples procès. Quelque 200 actions en justice ont été intentées en France contre les deux fabricants : UCB Pharma et Novartis. Tout a changé en 2009, quand la Cour de cassation a décidé de renverser la charge de la preuve concernant le Distilbène. En clair, ce n'est plus aux victimes de prouver qu'elles ont pris ce médicament (qui garde ses ordonnances autant d'années ?) mais aux laboratoires de démontrer que leur médicament n'est pas en cause.

Depuis, les victoires judiciaires se sont multipliées pour les victimes. Et pas uniquement pour les femmes qui ont pris du DES mais aussi pour les enfants et les petits-enfants. Ce fut le cas de Louis. Ce garçon est né en 1990 après seulement 26 semaines de grossesse. Aujourd'hui, il a 25 ans et souffre d'un handicap à 80 %, se déplace en fauteuil roulant et a besoin d'une assistance en permanence. Il ne sait ni lire, ni compter. La cause de ce drame est à chercher du côté de sa mère. Celle-ci fut exposée *in utero* au Distilbène. En 2009, le tribunal de grande instance de Nanterre donne raison à la famille de Louis et condamne UCB Pharma à leur verser 2 millions d'euros de dommages et intérêts. Le laboratoire fait appel. Deux ans plus tard, la cour d'appel de Versailles tranche en faveur des plaignants. Le lien entre le médicament et le handicap est avéré.

Dix ans de procédures pour être reconnu victime

Le parcours judiciaire de Stéphanie C. est à peine croyable tant cette jeune institutrice a dû affronter de revirements.

Tout commence, en 1993, avec le diagnostic de malformation utérine, diagnostiquée alors qu'elle a 19 ans. Stéphanie souffre d'une stérilité incurable qu'elle impute à la prise par sa propre mère, durant sa grossesse, de la molécule Distilbène destinée à faciliter les grossesses.

En 2005, Stéphanie assigne les deux laboratoires qui ont commercialisé le médicament en France, UCB Pharma et Novartis, en réparation des préjudices subis. En 2007, le tribunal de grande instance de Nanterre lui donne en partie raison après avoir mis hors de cause Novartis. La justice désigne un collège d'experts pour dire si la pathologie présentée par Stéphanie est liée à l'administration du Distilbène. Si la réponse à cette question est affirmative, les experts reçoivent également la mission de dire si les notices de l'époque étaient suffisamment précises, complètes et circonstanciées en ce qui concerne les risques d'apparition de cette pathologie.

UCB Pharma interjette appel de la décision. L'industriel belge ne veut surtout pas prendre le risque que les experts incriminent son produit. L'affaire est à nouveau jugée par la cour d'appel de Versailles.

La discussion porte essentiellement sur l'exposition au Distilbène de la mère de Stéphanie durant sa grossesse. Peut-on être certain qu'elle a bel et bien pris ce médicament alors qu'elle était enceinte ? La preuve doit être rapportée par Stéphanie. Or, près de 40 ans après les faits, le dossier médical de sa mère n'a pas été retrouvé. Aucun certificat médical de prescription n'a pu être présenté au tribunal. Stéphanie s'attache alors à établir un faisceau d'éléments convergents. Ainsi, sa mère atteste avoir bien pris du Distilbène au cours de sa grossesse. Mais cette attestation est écartée par les juges en raison de sa faible force probante compte tenu du lien de filiation. Le médecin traitant de sa mère refuse d'attester en sa faveur puisque le dossier médical n'a pas été retrouvé. Il reconnaît simplement que la prescription du Distilbène était monnaie courante à l'époque des faits.

Le laboratoire sème un peu plus le doute en précisant que le terme Distilbène était à l'époque employé, même par des spécialistes, au sens générique, c'est-à-dire pour désigner des médicaments facilitant les grossesses, sans forcément faire référence à la molécule distilbène. Il existait, en effet, deux molécules aux effets similaires, le Distilbène lui-même qui occupait 80 % à 90 % du marché et le Stilbestrol distribué par la société Novartis. Or, non seulement il n'est pas possible de prouver que la mère de Stéphanie a consommé du Distilbène durant sa grossesse, mais on ignore également quelle molécule serait concernée.

Ces doutes sont tels que la cour d'appel de Versailles déboute Stéphanie, le 11 octobre 2007, de sa demande d'indemnisation. Pire, la jeune femme se voit condamnée à régler les frais de justice des parties adverses. Si Novartis ne réclame aucun remboursement, il n'en va pas de même pour UCB Pharma qui envoie immédiatement des huissiers chez la plaignante.

La jeune femme ne se laisse pas impressionner et forme un pourvoi en cassation.

La Cour de cassation casse l'arrêt d'appel en 2009 et, fait rarissime, décide de ne pas renvoyer l'affaire devant une autre cour d'appel. C'est donc le jugement de première instance qui est appliqué, celui qui avait ordonné une expertise.

Les experts peuvent enfin commencer leur travail. Sur la base de leur rapport, une nouvelle décision est rendue par le tribunal de grande instance de Nanterre en 2014. Il s'agit cette fois de dire si la société UCB Pharma est responsable des préjudices et d'indemniser Stéphanie. Le dossier ne comporte guère plus de pièces qu'au début de la procédure, neuf ans plus tôt. Pourtant, le tribunal va considérer qu'il existe un faisceau d'éléments démontrant l'exposition de la maman de Stéphanie au Distilbène.

Ce qui emporte la conviction du tribunal tient sans doute aux attestations des médecins qui ont suivi Stéphanie. Ils notent en effet une « forte présomption » d'une exposition au Distilbène, compte tenu de la malformation utérine que présente la jeune femme. Le tribunal analyse dans le détail le rapport d'expertise pour dire si le laboratoire a commis une faute. Ce rapport met en évidence les premiers doutes sur l'efficacité du Distilbène dans les années 1950 et la découverte des malformations notées dans des études publiées dès les années 1960. Or le tribunal remarque que, malgré les doutes sur l'innocuité de la molécule, le laboratoire n'a pris aucune mesure et a manqué à son obligation de vigilance. Les termes du jugement sont clairs : le laboratoire est fautif en « maintenant sur le marché sans précaution ni mise en garde un produit dont il savait que non seulement l'efficacité mais également l'innocuité étaient depuis longtemps et de manière documentée remises en cause ».

Le tribunal conclut que Stéphanie « souffre d'une malformation utérine qui entraîne pour elle une infertilité primaire et définitive, pour laquelle les experts après l'avoir examinée ont retenu qu'elle était très probablement en relation avec son exposition *in utero* au Distilbène ».

Le 22 mai 2014, la société UCB Pharma est déclarée responsable des préjudices subis. Stéphanie va enfin pouvoir recevoir une indemnisation.

En voici les détails :

- Elle reçoit 23 529 euros pour les frais d'adoption (la jeune femme ne pouvant pas avoir d'enfant en a adopté deux).
- Pour l'incidence professionnelle, le tribunal accorde 3 000 euros ainsi que 3 300 euros pour le déficit fonctionnel temporaire, c'est-à-dire les périodes d'hospitalisation.
- Pour le parcours long et contraignant de procréation médicalement assistée, la victime reçoit 12 000 euros.
- La stérilité primaire définitive est indemnisée à hauteur de 66 750 euros.
- Pour les importantes cicatrices abdominales, l'indemnisation est fixée à la somme de 2 000 euros.
- Pour son préjudice sexuel, Stéphanie reçoit 8 000 euros ainsi que 10 000 euros pour la perte d'espoir et de chance de réaliser un projet de vie familiale.
- Le mari de Stéphanie n'est pas oublié et se voit octroyer 8 000 euros pour préjudice moral.
- Au total, Stéphanie reçoit 133 408 euros et son mari 8 000 euros.

Mais le parcours du combattant n'est pas terminé. Alors que le processus judiciaire a commencé en 2005, le laboratoire interjette appel une nouvelle fois.

« UCB Pharma l'a fait au dernier moment, nous explique Stéphanie lors d'une interview réalisée en septembre 2015, c'est leur technique pour faire traîner un peu plus le processus judiciaire. Leur objectif est de décourager les plaignantes et leurs familles. Mais je ne vais rien lâcher, j'irai jusqu'au bout. » Son avocate, Maître Martine Verdier, s'attend encore à de longs mois de procédures. « Le procès ne devrait avoir lieu qu'à partir de 2017, estime-t-elle. Mais je reste optimiste quant au résultat final. En vingt années de procédures au sujet du Distilbène, j'ai obtenu 95 % de condamnations contre UCB Pharma. »

Le scandale du Vioxx

« Nous accusons les dirigeants du groupe Merck d'avoir délibérément caché les risques d'arrêt cardiaque causés par le Vioxx, ce qui a conduit à des pertes financières quand ces risques ont été révélés. » Ce mardi 27 avril 2010, le laboratoire américain Merck & Co. subit un nouveau revers cuisant en public. Cette fois-ci, il provient de ses propres rangs, de sa famille : ses actionnaires. Le Vioxx, ce médicament présenté comme miraculeux en 1998, lui coûte décidément très cher. Il a détruit non seulement son image et une grande partie de ses ressources, mais aussi la confiance de ses actionnaires. En ce printemps 2010, rares sont ceux qui osent trouver des circonstances atténuantes au géant américain du médicament. Car, à cette date, tout porte à croire qu'avec son Vioxx, Merck & Co. aurait causé la mort de dizaines de milliers de personnes. Un record pour un médicament mis sur le marché pendant seulement cinq ans.

Retour sur un scandale planétaire.

Mise en place d'un blockbuster mondial

Le 20 mai 1999, la Food and Drug Administration (FDA), l'agence du médicament américaine, donne son accord pour la mise sur le marché d'un médicament de Merck & Co. : le Vioxx. L'autorisation a été donnée en urgence. Six mois seulement contre une moyenne de quinze mois habituellement.

C'est que le Vioxx offre un grand espoir dans le traitement de l'arthrose et en rhumatologie. Il appartient à une nouvelle classe d'anti-inflammatoires, les inhibiteurs de cyclo-oxygénase de type 2 (COX-2), censée être moins agressive sur l'appareil digestif et éviter les risques d'ulcères ou d'hémorragies intestinales. En bref, s'il y a urgence à mettre le Vioxx sur le marché, c'est pour le bien des malades.

Urgence aussi pour Merck & Co. qui veut imposer son produit au monde entier sur le marché très lucratif des anti-douleurs. La première année de commercialisation, un budget publicitaire de 100 millions de dollars est débloqué par le laboratoire. Et ça marche ! Le Vioxx est un succès commercial. Il intègre la très sélecte catégorie des *blockbusters*. Chaque année, il rapporte près de 2 milliards de dollars de chiffre d'affaires à Merck & Co. Il se vend partout dans le monde. Y compris en France, dès avril 2000, avant même que l'administration française ne valide son remboursement par l'assurance maladie. Le Vioxx, qui a obtenu son autorisation de mise sur le marché (AMM) européenne en ce mois d'avril 2000, ne veut pas attendre le feu vert des autorités de santé françaises. Cela peut prendre des semaines, des mois. Trop long pour Merck & Co. qui pense avant tout aux malades français qui méritent, eux aussi, de pouvoir acheter le Vioxx. Dans un article des *Échos* du 7 avril 2000, Alain Bernard, responsable de la division rhumatologie de Merck & Co., explique ainsi le geste « humaniste » du géant américain : « Comme nous recevons beaucoup de demandes de médecins et de patients, nous avons décidé de vendre le Vioxx rapidement, sans attendre l'autorisation de remboursement. »

Argument qui, déjà à l'époque, laisse plus d'un observateur pantois. Les mauvais esprits y voient plutôt un moyen de mettre la pression sur les autorités françaises quant au prix à fixer.

Doubler les risques d'infarctus

Mais pourquoi Merck & Co., depuis le lancement du Vioxx, veut-il gagner du temps ? Pour le bien-être des malades ? Parce qu'un médicament concurrent est sur le point d'arriver sur le marché ?

Imaginons que la bonne réponse soit la seconde. Ce concurrent s'appelle Monsanto. La célèbre entreprise agrochimique possède à la fin des années 1990 une division pharmaceutique : Pharmacia Corp. En 2002, celle-ci sera rachetée par Pfizer. Mais en 1999, Monsanto est, tout comme Merck & Co., sur le point de mettre sur le marché américain un nouveau médicament très prometteur : le Celebrex. Or ce Celebrex est lui aussi un inhibiteur de COX-2. Et il se vend tout autant que le Vioxx : plus d'un milliard de dollars de chiffre d'affaires pour sa première année de commercialisation aux États-Unis.

Malheureusement, cette course au profit va aveugler Merck & Co. sur les effets secondaires cardiovasculaires de son produit. Des effets potentiellement mortels pour les millions d'acheteurs du Vioxx. Pourtant, très vite, au moins dès le 1er décembre 1999, Merck & Co. avait été prévenu en interne que son médicament augmentait les risques d'accidents cardiovasculaires. Risques volontairement minimisés par l'industriel afin de pouvoir commercialiser son produit.

Les cas de crises cardiaques ne vont cesser de se multiplier et alerter les autorités américaines. En avril 2002, la FDA se décide à ajouter sur la notice du médicament les dangers cardiovasculaires tout en maintenant sa confiance à ce produit, parce qu'il provoque moins d'ulcères digestifs. Deux ans plus tard, en septembre 2004, Merck & Co. annonce qu'il retire son médicament du marché. Décision qui étonne, tant le Vioxx se vend comme des petits pains. À cette date, il est le traitement contre l'arthrose le plus acheté dans le monde. Sur les six premiers mois de 2004, il a généré 1,3 milliard de dollars de chiffre d'affaires. Alors, pourquoi se séparer d'un tel *best-seller* ? Pour des raisons de sûreté sanitaire. En effet, le laboratoire a découvert que son produit doublait les risques cardiovasculaires (AVC et crises cardiaques) à partir de dix-huit mois de traitement.

Cependant, Merck & Co. reste volontairement rassurant. Selon son étude clinique, seulement 5 décès sous Vioxx et 5 sous placebo ont été constatés. Est-ce le Vioxx qui provoque le décès ou juste l'évolution d'un mauvais état de santé des patients ? Le doute reste entier. Du moins aux yeux de Merck & Co.

Mais très vite ce doute disparaît. La FDA enquête de son côté. Le Vioxx a été prescrit en cinq ans, 107 millions de fois à près de 20 millions de patients. Deux mois après le retrait par le laboratoire, en novembre 2004, l'administration américaine découvre que les dangers du Vioxx ont été largement sous-estimés par l'industriel. Il n'est plus question de quelques morts : la FDA évoque entre 88 000 et 139 000 crises cardiaques, dont 30 % à 40 % probablement mortelles. Soit entre 26 400 et 55 600 morts potentiels.

Dans le monde scientifique, les langues se délient. *The Lancet*, une revue médicale britannique, publie au même moment (en ligne le 5 novembre 2004) une étude suisse sur le Vioxx. Ses conclusions démontrent que non seulement le médicament est effectivement mortellement dangereux mais que le laboratoire possédait depuis au moins quatre ans toutes les informations pour ne pas l'ignorer. Les risques d'infarctus du myocarde étaient connus dès la fin 2000. Les chercheurs suisses en déduisent une évidence : « Sans évaluation indépendante des données, la constatation des effets secondaires est biaisée. » Merck & Co. a été « juge et partie » des tests menés sur son médicament. Et a, semble-t-il, été tenté d'occulter certains résultats défavorables.

« Complet désaccord... Nous avons toujours été vigilants... » Merck & Co. entre, dès lors, dans une bataille judiciaire d'ampleur mondiale et se bat pied à pied contre toutes les études mettant à mal sa probité. Il y va de son honneur et surtout de sa survie. Aux États-Unis, les procès se multiplient, ils se comptent par centaines puis par milliers. Les indemnités atteignent de nouveaux records. Au total, Merck & Co. va payer en 2007, 4,85 milliards de dollars pour solder 95 % des 26 600 plaintes déposées contre lui. Quant aux actionnaires mécontents, ils vont recevoir eux aussi une compensation en échange du retrait de leurs plaintes : 49,5 millions de dollars.

Mais Merck n'en a pas pour autant fini avec les procès. Il lui reste encore à régler les attaques des autorités américaines elles-mêmes. La justice accuse le laboratoire au civil et au pénal pour utilisation non autorisée de son médicament. Novembre 2011, Merck & Co. sort à nouveau son carnet de chèque et verse 950 millions de dollars à l'État fédéral américain. Pour la première fois, l'industriel doit plaider coupable. Coupable notamment de « fausses déclarations sur la sécurité cardiovasculaire » du médicament destinées à augmenter ses ventes.

Au final, rien que pour les États-Unis (d'autres accords de ce type seront signés au Canada et en Australie), Merck aura versé près de 6 milliards de dollars afin de solder les attaques contre son médicament vedette. Une somme monstrueuse à mettre toutefois en regard de ce que le Vioxx lui a rapporté en cinq ans : entre 8 et 10 milliards de dollars !

Le mystère du Vioxx en France

Et en France ? Le Vioxx a obtenu son autorisation de mise sur le marché européen en avril 2000. Comme pour les États-Unis, Merck & Co. en stoppe la vente le 30 septembre 2004. Pendant plus de quatre ans, le Vioxx a donc été prescrit dans l'Hexagone. Dans un premier temps, l'Agence française du médicament ne semble pas mesurer l'ampleur du scandale. Si elle prend bien acte du retrait du Vioxx par Merck & Co. en septembre 2004, elle ne se montre pas inquiète pour autant. Elle indique simplement aux patients sous Vioxx de consulter leur médecin pour modifier leur prise en charge thérapeutique. Et ajoute : « Cette démarche ne nécessite pas d'être réalisée dans l'urgence, compte tenu du fait que le risque de complication cardiovasculaire reste cependant faible et n'apparaît qu'à long terme. » Le contraire de ce qu'ont démontré les études publiées aux États-Unis et en Angleterre.

Des patients français décident eux aussi de porter plainte contre Merck & Co. Voyant que la justice américaine indemnise plus généreusement que la justice française, quelques milliers de Français déposent plainte directement aux États-Unis. Malin mais irrecevable. En 2006, la US District Court de la Nouvelle-Orléans, un tribunal fédéral de première instance, rejette leur plainte collective. Décision dont se réjouit immédiatement Merck & Co. : les tribunaux français sont « plus appropriés que les États-Unis car les plaignants y vivent », explique Ted Mayer, un avocat du laboratoire. « C'est là que le médicament leur a été prescrit. C'est là qu'ils ont été soignés, là que se trouve leur dossier médical, là où vit leur médecin. »

Des victimes en mal de justice

L'histoire du Vioxx en France s'arrête là. Officiellement aucun mort n'a été recensé. Certes le médicament a été vendu une année de moins qu'aux États-Unis, mais comment expliquer qu'aucun patient français n'en ait subi les terribles effets indésirables cardiovasculaires ? Pour Georges-Alexandre Imbert, président de l'Association d'aide aux victimes des accidents des médicaments (Aaavam), la réponse est simple : « Il y a eu des morts à cause du produit, mais les autorités françaises refusent de le reconnaître. Pour notre part, nous avons collecté 250 décès français. » L'avocat qui travaille avec l'Aaavam, Maître Jaubert, a représenté certaines des victimes du Vioxx dans la tentative de plainte auprès des tribunaux américains.

Des morts, selon lui, il y en a eu. Comme cette femme, Andrée C., qui a pris ce médicament de novembre 2002 à 2004 pour soigner des crises d'arthrose. Assez rapidement, elle se plaint de douleurs dans la poitrine, de migraines, puis elle fait plusieurs accidents vasculaires cérébraux (AVC). Complètement paralysée du côté gauche, elle souffre dès lors de démence légère, d'amnésie, de paralysie de la déglutition. Elle finit par tomber dans le coma et décède en 2005. Quant à Michel F., il est mort de problèmes cardiaques après 6 mois de traitement sous Vioxx alors qu'il ne souffrait que d'arthrose lombaire.

Fort de 29 cas précis, Maître Jaubert engage une procédure civile en novembre 2010 devant le tribunal de grande instance de Paris. Avant d'entamer le procès, la justice mande deux experts pour valider l'imputabilité du médicament dans les pathologies présentées par les victimes. Leur rapport est rendu le 29 mars 2013 : le médicament, le laboratoire et les autorités sanitaires françaises sont mis hors de cause.

Pour les victimes et leur famille, c'est la douche froide. Contrairement aux victimes américaines, le laboratoire MSD (Merck Sharp and Dohme, l'autre nom de Merck & Co.) ne peut être tenu pour responsable des éventuels effets secondaires du Vioxx. Pour la justice française, il n'y a donc pas eu de mensonges, ni de dissimulations d'informations de la part de l'industriel. Mieux, les experts viennent au secours du laboratoire : « Le dossier des effets indésirables cardio et cérébro-vasculaires du Vioxx a été particulièrement bien géré par les autorités de santé en relation avec les laboratoires MSD. »

Ce rapport enterre judiciairement l'affaire Vioxx pour la France. « Il reste un espoir, pense cependant Maître Jaubert, les dossiers peuvent encore être réouverts, les cas ne sont pas prescrits. Il suffit d'apporter à la justice un élément nouveau, prouver par exemple que le laboratoire a commis une faute pour que la procédure redémarre. Nous continuons de chercher ! »

La remise en question du rapport des experts du Vioxx

La procédure judiciaire contre le Vioxx a été stoppée net par le travail d'experts en pharmacologie. Mais qui sont ces experts ? Parmi eux se trouve le professeur Bernard Rouveix, un pharmacologue clinicien de renom. Ce spécialiste des médicaments anti-infectieux a effectué une bonne partie de sa carrière auprès des cercles de décision de notre système de santé. Il cumule les nominations au sein des commissions : membre de la Commission d'autorisation de mise sur le marché des médicaments (CAMM), membre titulaire des groupes de travail rattachés à la CAMM pour les médicaments suivants : Groupe de travail anti-infectieux (GTA) et produits dérivés du sang. Il est également membre titulaire de la Commission de la publicité et du bon usage du médicament et expert de la Commission de transparence. Autant de postes ô combien stratégiques et d'importance dans les multiples cénacles publics du médicament. Dans le jargon de l'univers médical, Bernard Rouveix appartient à la « caste » des leaders d'opinion. Ces fameux médecins ou pharmaciens que tout industriel du médicament souhaite influencer.

Le professeur Rouveix est encore plus « intéressant » pour les labos, car il possède une autre casquette : il est expert judiciaire. C'est-à-dire qu'il intervient dans un procès pour incriminer ou dédouaner scientifiquement un médicament mis en cause. C'est à lui que l'on demande d'évaluer l'imputabilité d'un médicament dans un dossier. Charge sensible s'il en est !

Bernard Rouveix est expert inscrit près de la cour d'appel de Paris depuis le 1er janvier 1995, mais aussi expert agréé Cnam et membre du très respecté Conseil national des compagnies d'experts de justice (CNCEJ). Cette association déclarée d'utilité publique affiche haut son exigence et sa déontologie sur son site Internet : « Il existe au moins un lieu où l'on veille à la qualité de la démarche expertale, c'est le CNCEJ », écrit-elle. Et d'ajouter sous forme de slogan qu'un « expert qui adopte la déontologie du CNCEJ est un expert sûr ».

Le lourd passé d'un expert judiciaire

Aucun risque donc que les rapports effectués par le professeur Rouveix puissent être biaisés. D'ailleurs, comme tout bon expert, Bernard Rouveix agit en parfaite impartialité et indépendance vis-à-vis des laboratoires et de leurs cabinets d'avocats. Certes, en 2010, il a rédigé une expertise privée pour le compte d'un cabinet d'avocats parisien, Simmons & Simmons, qui travaillait pour le laboratoire britannique GSK. Parmi les avocats de Simmons & Simmons présents dans cette procédure se trouve

Maître Jacques-Antoine Robert. Cette expertise portait sur un médicament anti-Parkinson, le Requip (voir p. 65), au cours d'un procès intenté par un patient victime d'effets secondaires. À cette époque, le professeur Rouveix avait conclu que le Requip n'était pas la cause des changements de comportement (hypersexualité et troubles du jeu compulsif) du patient. Son expertise expliquera que « ces effets indésirables ne sont pas de nature à faire retirer le produit du marché ni à le caractériser d'un défaut ». Tel ne sera pas l'avis de la justice qui, finalement, condamnera le laboratoire pour « produit défectueux ».

Pour autant, le statut d'expert de justice de Bernard Rouveix n'est pas remis en question par les juges. La justice va même plus loin et lui apporte tout son soutien en 2013 en rejetant la demande du procureur général de la Cour d'appel de Paris de suspendre en urgence et provisoirement cet expert.

Cette demande, le procureur général l'avait officiellement déposée suite à l'expertise du Requip de Monsieur Rouveix. Le magistrat faisait état auprès de la Cour d'appel de ses doutes sur l'impartialité du professeur Rouveix. Celui-ci avait statué sur les effets secondaires du Requip sur un patient « sans avoir rencontré ce dernier ni lui avoir proposé de le faire » indiquait le procureur général. Mais ce n'était pas tout. Le procureur ajoutait que « le docteur Rouveix avait siégé le 8 mars 2007 à la réunion de la commission d'autorisation de mise sur le marché des médicaments (CAMM) qui avait donné un avis favorable à la poursuite de la commercialisation du Requip, fabriqué par le laboratoire GSK et autorisé depuis 1996 ». Le procureur général évoquait également sa mise en examen dans l'affaire du Mediator. Autant de faits qui ne vont pas parvenir à convaincre le président de chambre de la cour d'appel. Aux yeux de ce juge, même si « M. Bernard Rouveix entretient des liens particuliers avec divers laboratoires pharmaceutiques », rien ne prouve que sa neutralité puisse être remise en cause. Le juge ajoute qu'il n'existe pas d'urgence à le suspendre de la liste des experts judiciaires. La requête présentée par le procureur général est rejetée. L'expert Rouveix peut continuer à intervenir dans des affaires judiciaires.

En 2010, le professeur Rouveix est donc rémunéré par le cabinet Simmons & Simmons dans une affaire d'effets secondaires médicamenteux. L'année suivante, en 2011, il est à nouveau désigné en qualité d'expert judiciaire par un tribunal. Il s'agit de l'affaire du Vioxx. Bernard Rouveix doit statuer sur ce médicament présenté comme responsable d'effets indésirables cardiovasculaires par des victimes.

Le monde étant plutôt petit en matière à la fois de justice et de pharmacologie, les défenseurs du laboratoire propriétaire du Vioxx (Merck & Co.) sont de vieilles connaissances puisqu'il s'agit du même avocat de Simmons & Simmons, Maître Jacques-Antoine Robert. Si l'on s'en réfère aux règles officielles de déontologie de l'expert de justice, une telle situation n'est pas anodine. Ces règles de déontologie stipulent dans le chapitre III (intitulé « Devoirs de l'expert envers les parties », partie 2) que « l'expert doit se déporter s'il est nommé dans une affaire où l'une des parties l'a déjà consulté (...). En cas de doute, l'expert informe les parties de l'éventuelle difficulté et se déporte si l'une au moins d'entre elles estime que la difficulté est réelle. » Ici, le Professeur Rouveix se retrouvait face à un avocat qui l'avait rémunéré quelques mois auparavant dans un dossier sensible : le Requip. En toute objectivité, il n'est pas inconvenant d'évoquer un conflit d'intérêts ou tout au moins une proximité dérangeante... Encore eut-il fallu que Bernard Rouveix mentionnât auprès du tribunal ses liens professionnels avec l'avocat du laboratoire du médicament qu'il devait examiner. L'expert n'a pas fait cette démarche et il a accepté la mission.

Un manquement qui n'est pas une première pour le professeur Rouveix. Quelques années auparavant, en 2005, il avait conclu à la non-nocivité d'un autre médicament, le Staltor, un anti-cholestérol, devant la Commission de Conciliation et d'indemnisation de Champagne-Ardenne, dans le cadre d'une demande d'indemnisation d'une victime d'effets secondaires. Ces conclusions vont être finalement rejetées, quelques mois plus tard, par cette Commission pour conflit d'intérêts. Le président de cette commission, Gérard Lion, estime que les conclusions de Monsieur Rouveix « ne peuvent désormais plus être considérées comme impartiales dès que celui-ci avait par ailleurs – et au moment de la réalisation de l'expertise litigieuse – la qualité d'actionnaire de l'un au moins des laboratoires pharmaceutiques en cause. » En fait, il ne s'agissait que de quelques actions Sanofi que l'expert possédait, visiblement, sans le savoir dans une assurance-vie. Pourtant, c'est suffisant pour que la commission ordonne une nouvelle expertise.

Le cas du Mediator porte également préjudice à cet éminent pharmacologue. Les enquêteurs le soupçonnent d'avoir été payé par le laboratoire Servier de 2004 à 2008. Soupçons qui lui valent une mise en examen en 2013 dans le dossier pénal du Mediator pour prise illégale d'intérêts. Comme toute personne mise en examen, il bénéficie jusqu'à l'issue de son procès de la présomption d'innocence.

Selon *Marianne* (« Scandale : la corruption ordinaire des laboratoires Servier », article de Jean-Claude Jaillette publié le 25 juillet 2013) et *Le Figaro* (« Dépakine : la justice nomme un expert mis en examen », article d'Anne Jouan publié le 24 mai 2015), les charges retenues contre lui sont relativement lourdes et remettent en question, si elles se révélaient exactes, l'impartialité de ses rapports d'expert.

Dans le cas du Mediator, entre 2004 et 2008, le professeur Rouveix aurait facturé plus de 66 000 euros à la société Cris, une entreprise de conseil pour l'industrie pharmaceutique, dont 27 548 euros pour des prestations sur le Mediator et le Locabiotal de Servier. En 2007, la société Cris lui a demandé son « avis » sur le Mediator puisqu'il avait « assisté aux débats à l'Afssaps (Agence française du médicament) sur le sujet ». Il réalise ce travail malgré un conflit d'intérêts évident. Les laboratoires Servier sauront se montrer généreux avec ce zélé conseiller. Pendant quatre ans, ils soutiendront l'association humanitaire du professeur Rouveix qui intervient en Afrique. En tout, l'entreprise Servier versera 30 000 euros sur quatre ans à cette association. Et quand les juges lui demandent : « Avez-vous signalé à l'Afssaps vos prestations de conseil au profit de la société Cris et du groupe Servier ? » Bernard Rouveix répond avec aplomb : « Non. Je n'ai jamais eu de contact avec le groupe Servier. J'avais des contacts depuis longtemps avec Cris. À l'Afssaps, on ne doit déclarer que les conflits d'intérêts avec les industries propriétaires de produits. Pour moi, Cris est une CRO [Contract Research Organization], c'est-à-dire une société de recherche sous contrat non propriétaire de médicament. Il ne m'est pas venu à l'esprit de le déclarer. »

Même mis en examen, le professeur Rouveix continue d'être réclamé comme expert judiciaire par les tribunaux. Ainsi, le TGI de Paris le désigne en mai 2015 comme expert dans le cadre d'un procès qui concerne la Dépakine du laboratoire français Sanofi. Bernard Rouveix est nommé pour expertiser les deux enfants nés handicapés après que leur mère a pris de la Dépakine pendant ses grossesses. Une nomination qui rend fou de rage l'avocat des victimes. Celui-ci estime que le professeur

Rouveix n'est pas en mesure d'apporter une expertise digne et neutre et insiste pour qu'un autre expert soit nommé. Face à ce tollé inattendu, Bernard Rouveix demande lui-même à se retirer de l'affaire. Le juge, qui n'avait pas été informé de sa mise en examen, accepte.

Nous avons voulu contacter Bernard Rouveix pour lui donner la possibilité de répondre aux interrogations légitimes sur ces conflits d'intérêts et ces éventuels manquements déontologiques.

Après plusieurs semaines d'attente, c'est l'avocate du pharmacologue qui nous répond. Elle nous indique que l'interview est possible mais dans son cabinet parisien et en sa présence. Depuis sa mise en examen pour le Mediator, Monsieur Rouveix s'impose une prudence absolue dès que l'on s'intéresse de trop près à son passé d'expert.

L'homme que nous rencontrons en janvier 2016 est visiblement touché au plus profond par ses démêlés judiciaires et la médiatisation qui les accompagne. L'affaire judiciaire du Mediator étant en cours, Bernard Rouveix, sur les conseils de son avocate, ne veut pas entrer dans les détails de ce que la justice lui reproche.

« J'ai consacré ma vie à la médecine et aux patients ainsi qu'au système public » commence-t-il, amer. « En vingt ans, j'ai réalisé 600 expertises pour la justice et seulement une pour un laboratoire. » Celle qui concernait le Requip et pour laquelle il a été payé par le cabinet d'avocats Simmons & Simmons. « Mais, même si j'ai été appelé comme expert par un laboratoire, je n'ai rien changé à mes méthodes : je ne travaille que pour la vérité. Et ce n'est pas un exercice facile. » Ni très rémunérateur si l'on en juge le montant que l'expert nous dit avoir touché : « J'ai demandé 3000 euros pour un travail qui m'a pris entre 50 et

100 heures. » Normalement, quand c'est la justice qui le nomme expert, il ne touche qu'entre 800 et 1 500 euros.

Bernard Rouveix reconnaît donc qu'il a travaillé pour le cabinet d'avocats Simmons & Simmons, alors défenseur d'un laboratoire pharmaceutique, le Britannique GSK. En revanche, il ne se souvient plus quand il a expertisé le Vioxx pour le compte de la justice. Ce n'était pourtant que quelques mois après GSK. Face à lui, le même cabinet d'avocats parisiens et surtout le même défenseur, maître Jacques-Antoine Robert. La question est simple : pourquoi n'avoir rien dit au juge ni aux avocats des plaignants ? Pourquoi ne pas avoir pris soin de révéler les liens professionnels qui existent entre l'expert et l'avocat de l'une des parties ?

« Parce que ce n'était pas important ! » nous répond, agacé, le professeur Rouveix. « À l'époque, argumente-t-il, on se montrait beaucoup moins regardant sur toutes ces questions de conflits d'intérêts. Maintenant, on en voit partout, cela devient impossible de travailler. » L'expertise de Monsieur Rouveix sur le Vioxx ne remonte pourtant pas à des temps anciens où les scandales liés à des médicaments n'existaient pas encore. C'était en 2011, en pleine crise du Mediator. Les conflits d'intérêts dans le milieu médical se trouvaient alors au cœur du débat. Cependant, Bernard Rouveix ne juge pas bon de se déporter, c'est-à-dire de se retirer, dans l'expertise du Vioxx. « Mais où est le problème ? reprend-il, le Vioxx a été jugé, non ? » Justement non ! Le Vioxx n'a pas eu son procès en France suite, notamment, à l'expertise favorable du pharmacologue. 30 000 morts attribués au Vioxx aux États-Unis et pas un seul en France. « Mais si, il y a eu des morts en France ! » reconnaît dans un accès de franchise le professeur Rouveix qui conclut l'interview par un début de *mea culpa* : « J'aurais peut-être dû prévenir les parties que j'avais travaillé pour le cabinet d'avocats. Mais surtout, je n'aurais jamais dû accepter de travailler pour un laboratoire, jamais... »

Merck revient sur le marché français avec un cousin du Vioxx

Mars 2010, le laboratoire Merck revient sur le marché français avec un nouveau médicament anti-inflammatoire non stéroïdien de type COX-2 : l'Arcoxia. Même laboratoire, même type de médicament pour le même traitement de l'arthrose. Une sorte de Vioxx *bis*. Les similitudes sont tellement frappantes que l'Arcoxia a été refusé aux États-Unis en 2007. La Food and Drug Administration (FDA) demande à Merck de fournir de plus amples informations sur les bénéfices/risques de l'Arcoxia. Sans ces informations, point d'autorisation. La tempête sanitaire du Vioxx rend les autorités nord-américaines particulièrement vigilantes. Peter S. Kim, président de Merck, ne comprend pas cette méfiance, comme il le signale dans un article de Linda Loyd paru sur le site du Philadelphia Inquirer (philly.com) le 28 avril 2007 : « Nous sommes déçus par la décision d'aujourd'hui. Nous avions demandé l'accord de la FDA pour l'Arcoxia parce que nous croyons fortement que les patients qui souffrent d'arthrites ont besoin de ce type de nouveaux médicaments [...]. » Malgré les regrets des dirigeants de Merck, la FDA n'a pas changé d'avis. Et les informations complémentaires ne venant pas, l'Arcoxia n'est pas autorisé sur le territoire des États-Unis. Il ne le sera pas plus au Canada.

En France, comme dans plus de 80 autres pays, c'est tout le contraire. Le traitement de Merck est le bienvenu. L'Union européenne a donné son autorisation de mise sur le marché pour l'Arcoxia en 2002. La France s'est tout d'abord méfiée de ce produit. Les coxibs (nom générique désignant les anti-inflammatoires non-stéroïdiens indiqués dans le traitement des douleurs de l'arthrose et la polyarthrite rhumatoïde), notamment le Vioxx, ont la mauvaise réputation d'augmenter les risques cardiovasculaires, en particulier les infarctus du myocarde et les AVC. Surtout, les autorités sanitaires françaises aimeraient comprendre pourquoi les États-Unis et le Canada ont rejeté l'Arcoxia. À ce questionnement, Merck répond que les études demandées par la FDA étaient « difficilement réalisables ». Quant au refus de l'agence canadienne, Merck ne peut apporter de réponse. Qu'à cela ne tienne, Paris finit par accorder son autorisation de mise sur le marché. En mars 2010, l'Arcoxia peut être vendu sur le territoire français. Décision qui inquiète plus d'un acteur du monde sanitaire hexagonal. Notamment le député socialiste Gérard Bapt, cardiologue de formation. Le 10 janvier 2011, il écrit un courrier au ministre de la Santé, Xavier Bertrand, demandant des explications sur la décision de rembourser l'Arcoxia. « Cette affaire est scandaleuse et typique : quel est l'intérêt de santé publique à mettre sur le marché et rembourser une molécule qui n'est pas plus efficace et qui n'est pas sans risque ? » demande le député socialiste.

À défaut d'avoir une réponse claire du ministère, les patients peuvent toujours prendre connaissance de l'étude de pharmacovigilance de l'Agence française du médicament de juin 2012. Celle-ci note que « le risque cardiovasculaire est présent dès la première prise et augmente avec le temps ». La Haute Autorité de Santé avait initialement jugé « moyen » le rapport bénéfices/risques. Depuis 2012, ce dernier a été requalifié de « faible », compte tenu des préoccupations cardiovasculaires.

Autopsie d'un scandale moderne : l'affaire du Mediator, un drame « impensable »

Ce chapitre a été rédigé par le Dr Irène Frachon qui, mieux que personne, peut tenter l'autopsie de ce scandale sans précédent en France.

L'affaire du Mediator est facile à comprendre, c'est une histoire accessible à un enfant, une histoire qu'ont très vite et très bien comprise les personnes intoxiquées par ce prétendu remède. C'est peut-être cette effrayante simplicité des faits (un poison mortel formellement identifié puis sciemment dissimulé afin de permettre la poursuite d'une commercialisation effrénée) qui explique l'obstination insensée, la rage à nier l'évidence que professent encore aujourd'hui de nombreux acteurs proches de cette affaire. La tromperie est « impensable » a déclaré l'avocat du laboratoire Servier, Hervé Témime, axant la stratégie de la défense sur le déni farouche d'une tromperie, tromperie et déni qui laissent encore aujourd'hui abasourdies et sonnées les victimes du Mediator.

Un mauvais conte de fées

C'est une longue histoire qui débute dès les années 1960. Une histoire qui n'est pas sans évoquer, à l'instar des contes de Grimm, les méfaits de quelque sorcier promettant beauté et santé éternelles à qui croquerait le beau fruit appétissant.

Ici, la pilule de jouvence, le Mediator, est un poison paré de milles fausses qualités et promu avec un cynique aplomb. C'est l'impensable et sinistre transposition d'un mauvais conte dans la vie réelle de nos contemporains.

Mediator est le nom commercial de la molécule benfluorex qui appartient à une famille chimique de substances, les fenfluramines, dérivées de la molécule de l'amphétamine. L'amphétamine, synthétisée au début du XXe siècle, détient de puissants effets psychiques stimulants ainsi que la capacité à inhiber la sensation de faim. Cette dernière propriété, qui entraîne un amaigrissement progressif sans effort de régime, représente bien entendu un intérêt commercial considérable compte tenu de la forte demande du grand public. L'amphétamine s'est révélée rapidement une substance dont les inconvénients – dépendance, complications psychiques et cardiaques – ont largement dépassé les bénéfices, ce qui a conduit à l'interdiction de sa commercialisation. Cependant de très nombreuses « déclinaisons » chimiques de la molécule de l'amphétamine, prétendument moins toxiques, sont régulièrement inventées et proposées pour divers usages médicaux et en tout premier lieu, pour un effet coupe-faim appelé aussi « effet anorexigène ».

La structure chimique des fenfluramines, dont découle le benfluorex (Mediator), comprend le noyau de l'amphétamine légèrement modifié par l'adjonction de trois atomes de fluor, dont rend compte le segment « -flu », présent dans l'appellation fen-flu-ramine comme dans celle du ben-flu-orex. Le dernier segment « -orex » renvoie à l'effet anorexigène, coupe-faim, du Mediator.

Après absorption de fenfluramine (commercialisée en France sous les noms commerciaux Ponderal, Pondimin) et surtout de dexfenfluramine (Isoméride) ou de benfluorex (Mediator), apparaît dans l'organisme une substance appelée la norfenfluramine. C'est cette norfenfluramine qui est dotée des effets actifs les plus puissants pour couper la faim et provoquer concrètement un amaigrissement.

Le laboratoire Servier synthétise, brevette puis rapidement commercialise ces produits à partir des années 1960. La fenfluramine (ainsi que la dexfenfluramine, identique) est réservée à un usage amaigrissant revendiqué alors que le benfluorex (Mediator) est commercialisé et présenté, à partir de 1976, comme un médicament ayant des actions « métaboliques », c'est-à-dire un effet sur l'excès de certaines graisses dans le sang (hypertriglycéridémie) et l'excès de sucre (diabète). Ces effets liés à l'amaigrissement provoqué étant modestes ou inexistants, le Mediator restera qualifié pour l'essentiel de traitement « adjuvant » dans le diabète chez des personnes en surpoids, en dépit des protestations et des recours de Servier. Malgré la faiblesse des preuves de son efficacité, le Mediator est remboursé au taux maximal par la Sécurité sociale jusqu'à son retrait en novembre 2009.

Une logique de dissimulation

Que s'est-il donc passé avec ce produit, présenté comme un médicament relativement anodin, qualité d'une affligeante banalité au sein de la pharmacopée française ?

Il faut revenir sur l'histoire des anorexigènes pour comprendre la logique inexorable de dissimulation qui se met en place dès l'origine, provoquant plusieurs drames sanitaires successifs. Alors que se prépare cette nouvelle gamme de produits pharmaceutiques, développée par Servier, un premier médicament coupe-faim, l'aminorex, commercialisé en 1963 sous le nom de Menocil par la firme Cilag Chemie Alsbach, défraye la chronique sanitaire en Suisse et en Autriche principalement, en provoquant une épidémie d'une maladie pulmonaire rare et mortelle, l'hypertension artérielle pulmonaire (HTAP). Cette épidémie d'origine toxique est maîtrisée grâce au retrait de la commercialisation de l'aminorex en 1972 mais la communauté scientifique reste marquée par le lien de causalité ainsi établi entre l'exposition à un coupe-faim de type amphétaminique et le déclenchement d'une maladie aussi grave que l'HTAP.

Premier grand scandale de Servier : l'Isoméride

Dès le début des années 1980, parallèlement à la croissance du marché des fenfluramines, autres dérivées de l'amphétamine, une nouvelle alerte sanitaire est lancée par des médecins, préoccupés par l'observation de l'émergence de cas d'HTAP après l'initiation de traitements par fenfluramine. Cette alerte réitérée est pourtant balayée et tenue pour négligeable par les responsables du laboratoire Servier. Elle n'empêche pas l'explosion des ventes des fenfluramines et notamment de l'Isoméride, véritable *block-buster*, propulsé par une promotion marketing agressive à partir de 1985 sans aucune mise en garde.

À partir de 1990, les suspicions d'une toxicité préoccupante de l'Isoméride se font plus précises et plus insistantes : tout d'abord en France où une équipe de médecins spécialistes de l'HTAP, en particulier le docteur François Brenot, observent que près du quart des patients qu'ils explorent pour la découverte d'une HTAP ont été exposés à ce produit les mois ou les années précédant l'émergence de la maladie. Mais également en Belgique où le docteur Mariane Ewalenko, cardiologue perspicace, bientôt rejointe par le médecin Jean Malak, signale au laboratoire Servier ainsi qu'à la pharmacovigilance belge et française un autre effet toxique, distinct de l'HTAP : l'apparition de souffles cardiaques traduisant une maladie inhabituelle de la valve aortique. Celle-ci, d'ordinaire parfaitement étanche, se met à fuir après quelques mois d'exposition à une fenfluramine aboutissant à une insuffisance aortique pathologique. Ces signaux d'alarme retentissent en vain ; ils restent inaudibles et sont même étouffés par le déferlement marketing de l'Isoméride orchestré par Servier ainsi que par l'atonie des autorités de santé belges et françaises.

Les événements se précipitent à partir de 1995 : le risque d'une HTAP toxique – risque en réalité déjà parfaitement étayé depuis plusieurs années – est confirmé par une étude épidémiologique internationale menée et publiée par Lucien Abenhaïm, François Brenot et leurs collaborateurs. Minimisant la portée de cette étude et s'appuyant sur des consultants faussement présentés comme experts indépendants, Servier obtient l'accord de l'agence américaine de santé, la Food and Drug Administration, pour licencier la dexfenfluramine *via* la firme Wyeth aux États-Unis et au Canada à partir de 1996. Un an plus tard, l'équipe américaine de chirurgie cardiaque de la Mayo Clinic de Rochester – considérée comme le meilleur centre hospitalier des États-Unis – publie plusieurs cas d'atteintes graves des valves cardiaques observées chez des jeunes femmes obèses exposées aux fenfluramines.

En 2000, des chercheurs américains identifient plus précisément le poison à l'origine de ces redoutables complications, la norfenfluramine, la molécule active larguée dans l'organisme après l'absorption d'Isoméride (Redux aux États-Unis). Les Américains sont formels et écrivent noir sur blanc dans de grandes revues scientifiques (comme *Circulation* et *New England Journal of Medecine*), largement diffusées, l'avertissement suivant : administrer toute substance se transformant en norfenfluramine conduira inéluctablement à reproduire un désastre sanitaire de même ampleur que celui lié aux fenfluramines enfin interdites en 1997 au niveau mondial après l'alerte de la Mayo Clinic.

Premiers procès contre Servier, premiers « arrangements » avec la justice

Les deux principaux effets toxiques des fenfluramines, l'hypertension artérielle pulmonaire (HTAP) et la valvulopathie cardiaque, sont ainsi clairement démontrés dès 1997, malgré les dénégations persistantes de Servier.

Outre-Atlantique, après le retrait des fenfluramines en 1997, la reconnaissance et l'indemnisation de dizaines de milliers de victimes sont possibles grâce à la législation autorisant la constitution de plaintes collectives, ou *class actions*, avec toutefois la conséquence d'éteindre les plaintes au pénal. Ainsi la « vérité » des faits – opérations de manipulations, dissimulations, voire pressions et intimidations exercées par les firmes responsables sur les différents protagonistes de l'affaire – n'est alors que partiellement connue et révélée.

En France, le retrait de l'Isoméride se fait discrètement malgré la mobilisation de quelques malades soutenus par des associations de victimes relayées dans la presse, notamment *Le Parisien* sous la plume du journaliste Éric Giacometti en janvier 2006. Ce dernier est traqué et attaqué en justice par Servier pour avoir osé rompre l'omerta française autour du drame sanitaire de l'Isoméride et autres fenfluramines. Les quelques victimes ayant porté plainte sont, à de très rares exceptions près, balayées par la puissance procédurière déployée par le service juridique de Servier et meurent sans reconnaissance ni réparation financière de leur grave handicap. Servier passe en toute impunité « entre les gouttes ».

Le Mediator jamais inquiété par les autorités sanitaires

Pourtant, l'« impensable » se produit dans les mois et années qui suivent le retrait de l'Isoméride. L'autre produit de Servier, le Mediator, jamais commercialisé aux États-Unis ni en Belgique mais largement en France, n'a pas été visé par l'interdiction des fenfluramines car habilement présenté, dès l'origine, par son fabricant comme un produit « radicalement différent ». Pourtant il est un produit analogue aux fenfluramines, notamment par le fait qu'il se transforme dans l'organisme, après absorption, en la redoutable norfenfluramine, responsable du drame de l'Isoméride. Or Servier a soigneusement vérifié, dans une étude réalisée en 1993 mais jamais rendue publique, que les taux de norfenfluramine circulant dans l'organisme sont équivalents avec l'Isoméride et le Mediator. L'ignorance de la plupart des médecins de cette parenté pharmacologique explique qu'il ait fallu attendre 1999 pour qu'un cas d'hypertension artérielle pulmonaire et un cas d'insuffisance aortique apparaissant chez des patients traités par Mediator soient déclarés à l'Agence française du médicament ainsi qu'à Servier. Ces notifications essentielles ne sont prises au sérieux ni par Servier ni par l'Agence française du médicament qui se contente de diligenter une enquête de pharmacovigilance pour le Mediator sans qu'aucun prescripteur de Mediator (médecins généralistes et endocrinologues principalement), cardiologue ou pneumologue (médecins susceptibles d'observer la toxicité du produit) en soit informé ! Plus encore, le docteur Georges Chiche, à l'origine de la première notification de valvulopathie en 1999, raconte, après l'éclatement du scandale du Mediator, lors de son audition devant la mission d'information Mediator au Sénat, la façon dont il s'est senti menacé par Servier pour ne plus déclarer de cas en pharmacovigilance.

Cette notification a été enterrée par l'Agence française du médicament de façon, à ce jour, inexpliquée.

Ainsi, entre 1995 et 2000, Servier sait avec précision que le Mediator se transforme en norfenfluramine, que la norfenfluramine provoque des complications cardiaques mortelles et que cela est d'ores et déjà observé et rapporté, comme cela a été fait pour l'Isoméride, chez des patients traités par Mediator.

La destruction organisée de preuves

L'« impensable », dès lors, ce sont les instructions comminatoires faites par Servier à ses troupes dès 1998 afin de dissimuler la présence de norfenfluramine à fortes concentrations dans l'organisme après absorption de Mediator. La norfenfluramine disparaît de tous les documents « scientifiques » d'information sur le produit Mediator, que ce soit dans le cadre d'essais cliniques comme de l'information médicale délivrée aux prescripteurs. Ce discours, tenu de façon immuable jusqu'en 2009 par Denys Schutz, directeur général, dans une lettre adressée aux médecins ou à toute personne s'interrogeant, comme cela fut mon cas, sur la proximité chimique entre Isoméride et Mediator, est sans ambiguïté : « Mediator et Isoméride sont des produits radicalement différents, tant en termes de structure chimique et de voies métaboliques, que de profil d'efficacité et de tolérance. »

L' « impensable », c'est ensuite l'explosion des ventes du Mediator après l'interdiction de l'Isoméride, massivement consommé comme coupe-faim de substitution, en dehors de ses indications officielles, avec une augmentation exponentielle du nombre de boîtes vendues ce qui ne peut échapper au bénéficiaire direct de ces ventes, Servier.

La suite est dès lors prévisible : il suffit, pour révéler le désastre annoncé, qu'une personne puisse lier ces événements les uns aux autres malgré les manœuvres de dissimulation et de désinformation émanant du laboratoire. Qu'elle puisse également, puisque l'Agence française du médicament, pourtant interpellée sur cette question, est totalement silencieuse, accéder à des archives médicales permettant l'exhumation de dossiers de victimes intoxiquées par ce poison sans antidote.

C'est mon cas : médecin spécialiste de pneumologie et témoin au cours de ma formation médicale dans les années 1990 du drame des victimes de l'Isoméride, mortes d'HTAP irréversible. Je suis restée choquée qu'il ait fallu attendre 1997 et le signal venu des États-Unis pour interdire ce coupe-faim mortel.

Premiers constats du danger du Mediator

Dix ans après l'interdiction des fenfluramines, en février 2007, je constate un cas d'HTAP chez une patiente exposée au Mediator, médicament que je connais peu car je n'ai jamais l'occasion de le prescrire dans mon exercice de pneumologue. J'ai cependant entendu et lu dans la revue indépendante *Prescrire* (revue de formation médicale à destination notamment des généralistes, qui émet des critiques sur des médicaments commercialisés) qu'il existe une forte proximité entre Mediator et Isoméride. Il me faut deux ans d'enquête, aidée par une collaboration étroite avec mes collègues cardiologues, pour explorer puis confirmer l'existence de nombreuses victimes du Mediator atteintes d'HTAP et, bien plus fréquemment encore, de graves valvulopathies cardiaques. Il me faut aussi comprendre pourquoi la cause de ces valvulopathies n'a pas été découverte plus tôt alors qu'elles surviennent depuis l'introduction des coupe-faim (entraînant l'exposition des personnes traitées à la redoutable norfenfluramine) sur le marché au début des années 1960.

Je m'aperçois que, dans la grande majorité des cas, la cause de ces atteintes a été confondue par les cardiologues français avec une étiologie devenue pourtant très rare après-guerre, le rhumatisme articulaire aigu, conséquence d'angines mal soignées avant l'ère des antibiotiques. Confusion des uns et dissimulation des autres constituent le cocktail explosif à l'origine de cette catastrophe sanitaire.

Après le retrait du Mediator des pharmacies, difficilement obtenu des autorités de santé fin 2009, je publie cette enquête dans le livre *Mediator 150 mg, combien de morts ?* paru aux éditions Dialogues en juin 2010, attaqué dès sa parution en référé par Servier et censuré jusqu'à la révision du jugement en appel, 8 mois plus tard. Ces révélations, relayées par le député Gérard Bapt et par la presse française, contraignent, fin 2010, l'Agence française du médicament à répondre à la question censurée « combien de morts ? » et à reconnaître le bilan humain dramatique consécutif à la commercialisation du Mediator pendant 33 ans : des centaines et probablement des milliers de morts. Cette estimation est rendue possible par le travail effectué dans le même temps par la Caisse nationale d'assurance maladie (CNAM) sous l'impulsion du docteur Alain Weill. Relayé par *Le Figaro* en octobre 2010 sous la plume d'Anne Jouan, le scandale éclate et l'action énergique du ministre de la Santé d'alors, Xavier Bertrand, permet la mise en œuvre d'importantes initiatives.

La réaction tardive de l'État

Dès le scandale révélé au grand jour, Xavier Bertrand prend deux décisions :

- le dépistage par échographie cardiaque d'éventuelles atteintes cardiaques médicamenteuses chez toutes les

personnes ayant été exposées au Mediator, dépistage pris en charge par la Sécurité sociale ;
- le missionnement d'une enquête de l'Inspection générale des affaires sociales (IGAS) afin de tenter de disséquer les raisons du retard majeur de l'Agence française du médicament au retrait du Mediator.

Les conclusions de cette enquête, rendues publiques le 15 janvier 2011 lors d'une mémorable conférence de presse tenue au ministère de la Santé devant une presse médusée, sont effarantes : l'agence avait connaissance de la dangerosité du Mediator dès 1995, et bien plus encore à partir de 1998. Les autorités ont constamment négligé les multiples alertes qui n'ont cessé de retentir durant plus de dix ans, exécutant avec la firme Servier un sidérant ballet de dupes.

Parallèlement à cette révélation, se mettent en place deux missions d'information parlementaires, l'une présidée par Gérard Bapt, député socialiste, et l'autre par le percutant François Autain, sénateur du Front de gauche et médecin engagé depuis des années dans la lutte contre les conflits d'intérêts minant les relations entre les industries de la santé et les médecins. Le rapport sénatorial, de grande qualité pour ce qui concerne les propositions de réforme de la réglementation du médicament, sera hélas discrédité par un rebondissement judiciaire. En effet, on apprend quelques mois après sa publication, grâce à des écoutes téléphoniques ordonnées par les juges d'instruction saisis de l'enquête pénale, que la rapporteur du document, la sénatrice UMP Marie-Thérèse Hermange, s'est secrètement adjoint les conseils d'un consultant occulte de Servier. Ce consultant n'est autre que l'éminent professeur Claude Griscelli, chargé d'adoucir les critiques formulées à l'égard du laboratoire, quitte à accabler davantage les autorités de santé. Impensable, encore.

Pour sa part, le ministre organise, au printemps 2011, la tenue d'Assises du médicament, rassemblant tous les acteurs, industriels inclus, gravitant dans la galaxie du médicament et pris en tenailles entre lois du marché implacables et enjeux de santé publique.

De tous ces échanges, naît en décembre 2011 la « loi Bertrand ». Il s'agit d'une remise à plat salutaire de pans entiers de la réglementation du médicament et posant les fondements d'un Sunshine Act (nom donné à une loi américaine exigeant de rendre publics les liens entre médecins et industriels) à la française, c'est-à-dire l'obligation de rendre plus « transparents » les liens entre industries de santé et professionnels de santé. Transparence, indépendance de l'expertise... la loi, contrecarrée par de puissants mouvements lobbyistes issus de l'industrie pharmaceutique, reste toutefois en deçà des attentes des hérauts historiques de l'indépendance des médecins, la revue *Prescrire*, l'association Formindep et même du Conseil national de l'Ordre des médecins.

La justice s'attaque au dossier Mediator

Début 2011 s'ouvrent une enquête préliminaire puis une instruction pénale afin d'enquêter sur les mécanismes de la tromperie. Ceux-ci, à l'évidence étroitement enchevêtrés, mêlent criminalité « en col blanc », corruption et surtout collusion ordinaire de deux mondes, celui des marchands et celui des soignants et des sachants. Trois ans plus tard, à l'issue de multiples perquisitions, auditions, missions d'expertise scientifique, aboutissant à plusieurs dizaines de mises en examen (pour des chefs d'inculpation comprenant tromperie aggravée, escroquerie, homicides et blessures involontaires, prise illégale d'intérêt et trafic d'influence...) dont naturellement les sociétés de Servier et certains de ses salariés mais également l'agence du médicament (pour homicides et blessures involontaires par négligence) ainsi que divers experts, les juges d'instruction Pascal Gand et Claire Thepaut déclarent close l'instruction dont ils avaient la charge. Dans la foulée, le procureur de Paris annonce la tenue d'un procès pénal, dès l'année suivante, du moins le croit-il. C'est hélas sans compter avec les multiples actions de la défense de Servier pour ralentir la procédure judiciaire. Au terme de ces manœuvres d'asphyxie, on peut craindre l'affaiblissement général de la procédure par dispersion des différents acteurs impliqués : décès des prévenus, décès ou abandon des victimes, tentées d'aboutir à des accords amiables avec renonciation à se porter partie civile, éloignement des témoins clés, promotions et changements d'affectation des différents acteurs professionnels proches du dossier... une mécanique de sabordage judiciaire déjà à l'œuvre dans d'autres grandes affaires de santé publique (sang contaminé, amiante, hormone de croissance...) et qui pose la question d'une certaine impuissance du système judiciaire à venir à bout de cette forme particulière de criminalité « à col blanc », voire « à blouse blanche ».

Alors, quelle indemnisation pour les victimes ? En effet, demeure la brûlante question de la reconnaissance et de l'indemnisation des victimes, soulevée dès l'éclatement du scandale fin 2010. Reste en mémoire le triste sort des victimes de l'Isoméride dans les années 2000, laissées pour compte et abandonnées à la violence procédurière de Servier, à la fois par les pouvoirs publics, la justice, la communauté médicale... Conscient des obstacles à venir, Xavier Bertrand réalise rapidement que l'on ne peut se fier au sens des responsabilités du laboratoire et décide d'une loi d'indemnisation relative aux victimes du benfluorex (Mediator), loi qui sera votée à l'unanimité à l'Assemblée nationale en juillet 2011 et qui met en place un collège d'experts indépendants, adossé à l'Oniam (Office national d'indemnisation des accidents médicaux). Bien lui en prend car Servier, par son comportement face aux victimes dans les affaires civiles, va confirmer les pires craintes que l'on pouvait nourrir après l'expérience douloureuse de l'Isoméride. Mensonges, manipulation des études, des experts, tromperie des juges, intimidation et maltraitance des victimes lors de réunions contradictoires insoutenables (une victime du Mediator fera un arrêt cardiaque récupéré par miracle quelques heures après avoir affronté les dénégations des conseils du laboratoire face à toutes les évidences de son dossier) ; s'ouvre bien pour les victimes du Mediator un nouveau calvaire qui dure jusqu'à aujourd'hui. Près de 9 000 demandes sont déposées à l'Oniam et présentées au collège. La mise en place d'une méthode de travail appropriée sera laborieuse et les premières décisions prises au cours des deux premières années de son fonctionnement particulièrement délétères (sous-indemnisation, sous-évaluation des préjudices, mise en cause inappropriée des médecins prescripteurs…). Les raisons de ce dysfonctionnement initial, mal anticipées, sont multiples :

- cadre juridique inadapté car reposant sur une analyse jurisprudentielle très favorable au laboratoire ;
- frilosité excessive de la tutelle ministérielle vis-à-vis de ce processus, eu égard aux craintes d'avoir à provisionner de l'argent public en cas de défaut de paiement de Servier ;
- impréparation, voire incompétence, des experts désignés dans l'urgence pour assumer une tâche exceptionnelle par son ampleur et la complexité des multiples questions à résoudre (définition d'une méthode de travail d'imputabilité et d'évaluation des préjudices solide, reproductible tout en sachant être évolutive s'agissant d'une pathologie nouvellement décrite).

Les efforts conjoints de l'actuelle ministre de la santé, Marisol Touraine et son cabinet, de la direction de l'Oniam (Erik Rance), de la Direction générale de la santé (Benoît Vallet) et naturellement des défenseurs des victimes (associations comme Cadus, présente au conseil d'orientation de l'Oniam et en charge de centaines de dossiers de demandeurs, avocats comme maîtres Joseph-Oudin, Béguin, Verdier, Honnorat ou Coubris...) vont progressivement ramener ce processus à un fonctionnement plus rigoureux, mais aussi plus juste, plus cohérent et tout simplement plus courageux face à un laboratoire qui profite de toutes les faiblesses du dispositif, surfant sur ses médiocres résultats pour alimenter sa stratégie de déni et de minimisation des effets du Mediator tout en feignant d'assumer son devoir d'indemnisation. À l'heure où s'écrivent ces lignes (septembre 2015), le bras de fer entre, d'une part, l'Oniam et les pouvoirs publics et, d'autre part, Servier, se poursuit avec une augmentation du nombre de refus de paiement du laboratoire malgré des avis d'indemnisations émis par l'Oniam, ces refus concernant notamment les dossiers les plus lourds, et de ce fait les plus coûteux et emblématiques des dégâts effroyables provoqués par l'intoxication au Mediator.

S'il est une chose qui reste inacceptable dans la tragédie inexorable dont la résolution, au moins au plan judiciaire, semble s'éloigner chaque jour un peu plus c'est l'acharnement du laboratoire Servier à refuser aux victimes tout vrai geste de compassion. Ce geste pourrait un peu, les aider à trouver un début d'apaisement face aux souffrances endurées ainsi qu'une aide matérielle souvent vitale. C'est également la quasi-indifférence (quand il ne s'agit pas d'hostilité franche) d'une partie du corps médical, et notamment les instances représentatives de ce dernier, des sociétés savantes jusqu'à l'Académie de médecine, face à ce drame. Cette indifférence se caractérise en particulier par l'absence de toute prise de distance à l'égard de Servier et de son lobbying effréné, mené à grand renfort d'avantages, de cadeaux et de collaborations marketing (symposiums organisés avec des professeurs de cardiologie pour vanter les produits Servier, articles de complaisance de ces derniers dans des revues de formation médicale subventionnées par l'industrie, etc.), distribués cette fois-ci sans compter. Cette situation révoltante est à l'origine de la publication du « Manifeste des 30 » (*www.manifestedes30.com*), texte pétitionnaire mis en ligne sur Internet le 26 août 2015 et visant à interpeller Servier mais surtout le monde médical et à les appeler à un sursaut éthique vis-à-vis d'une pharmaco-délinquance aussi inimaginable que sans pitié. Les premiers signataires de ce manifeste, figures souvent emblématiques d'une vision éthique et bienveillante du soin et de la sollicitude dus à autrui, ont été rapidement rejoints par des milliers de citoyens, indignés autant qu'inquiets face à l'impuissance de nos institutions à mettre fin à une situation aussi choquante.

Espérons qu'un acte de justice exemplaire verra bientôt le jour qui permettra de croire encore au respect du droit à la santé, qui ne cède en rien à l'attrait du profit et la puissance des marchés financiers.

Requip, le traitement qui rend accro aux jeux et au sexe

Un traitement médicamenteux qui provoque le jeu pathologique, les déviances sexuelles et autres troubles du comportement ? Est-ce possible ? Pour comprendre, il faut remonter à la source du problème : les effets de la maladie de Parkinson et les différents traitements permettant de les réduire.

Un médicament utilisé pour soigner les effets de la maladie de Parkinson

Tremblement du corps alors que celui-ci est au repos, mouvements plus lents, troubles psychiques : tels sont les signes caractéristiques de la maladie de Parkinson, qui se révèle la plupart du temps entre 58 ans et 62 ans. Elle se présente comme une atteinte dégénérative du système nerveux central et toucherait 1,9 % de la population âgée de plus de 65 ans, ce qui représente, en France, près de 150 000 personnes.

Incurable, c'est-à-dire qu'elle ne peut disparaître, la maladie évolue dans le temps en trois phases distinctes : une première période dite de « lune de miel » au cours de laquelle les traitements médicamenteux exercent leur pleine efficacité et masquent les symptômes. La maladie est temporairement oubliée. Dans une deuxième phase apparaissent des mouvements anormaux alternant avec des phénomènes de blocage soudain des membres inférieurs du malade. Dans la troisième phase, elle prend le dessus et les traitements médicamenteux ne suffisent plus. Heureusement, les laboratoires pharmaceutiques ont fait de grands progrès ces dernières années et proposent de nouveaux médicaments capables d'amoindrir les symptômes de cette terrible maladie.

De quelle façon cette pathologie chronique agit-elle ? Elle attaque directement le système nerveux central, plus exactement un petit noyau situé à la base du cerveau, en provoquant une diminution de la dopamine. Fabriquée par un certain type de neurones, cette substance nous est indispensable car elle permet le passage de l'influx nerveux entre les neurones. Elle participe ainsi à la maîtrise d'un grand nombre de mouvements de notre corps. Sans elle, notre cerveau ne le contrôle plus correctement, d'où les tremblements, les raideurs et d'autres mouvements inhabituels.

Objectif des médicaments : tromper le cerveau

Les principaux médicaments antiparkinsoniens agissent avec plus ou moins d'efficacité sur les symptômes pour améliorer la qualité de vie des patients. La lévodopa a été le premier traitement utilisé dans les années 1970. Cette molécule est directement transformée en dopamine par l'organisme. Des prises répétées et régulières du médicament permettent au malade d'avoir un comportement proche de la « normale ». Mais, à terme, la durée d'action du médicament faiblit, entraînant des fluctuations d'effets et l'apparition de mouvements brusques et involontaires. Le malade ressent alors des états de blocages provisoires et ne peut plus bouger.

Dans les années 1980 et 1990, pour éviter ces blocages, une deuxième catégorie de traitement est apparue : les agonistes dopaminergiques, comme le Requip (ropinirole), le Sifrol (pramipexole) ou encore le Parlodel (bromocrioptine). Une quinzaine de produits de ce type existe aujourd'hui. Ils stimulent les récepteurs de la dopamine dans le cerveau, augmentant la neurotransmission dopaminergique. Efficaces, ces nouveaux médicaments ont nettement amélioré la qualité de vie des patients.

Une troisième voie existe désormais, l'opération chirurgicale. Elle consiste à stimuler électriquement certaines parties du cerveau en implantant des électrodes. Cette opération est réservée aux cas les plus graves. Dans le futur une quatrième voie devrait apparaître. Elle sera fondée sur la thérapie génique, porteuse de beaucoup d'espoirs pour tous les parkinsoniens.

Si l'utilité de ces médicaments est incontestable dans la lutte contre les effets de la maladie de Parkinson, ces produits provoquent des effets secondaires lourds et particulièrement sensibles car ils touchent le cerveau. Ils agissent notamment sur les récepteurs de la dopamine impliqués dans le circuit sensoriel du sentiment de récompense. En clair, le malade qui prend ces médicaments peut perdre tout esprit critique et adopter des conduites addictives.

Jeu pathologique et déviances sexuelles

Parmi les effets notoires, on trouve le développement du jeu pathologique. Le joueur est enfermé dans une logique absurde où les échecs successifs sont perçus comme autant de parties « presque gagnées », l'incitant sans cesse à jouer et à rejouer. Ainsi, là où un esprit critique prendrait conscience des pertes, le cerveau perturbé par la stimulation intense des récepteurs dopaminergiques ne retient que la récompense future espérée. On comprend pourquoi cette logique entraîne souvent une véritable dépendance aux médicaments. Le patient est enfermé dans un cercle vicieux. Une force irrationnelle s'impose, au-delà de sa volonté. Ces phénomènes compulsifs sont parfois à l'origine de conséquences dévastatrices, tant sociales que financières.

Prenons le cas de Didier J. dont l'histoire a été largement médiatisée lorsqu'il a engagé, en 2011, un procès contre le laboratoire britannique GlaxoSmithKline (GSK), fabriquant du Requip.

« C'est le médicament qui m'a fait perdre la tête », martèle aujourd'hui Didier J. Ce quinquagénaire nantais a vécu une véritable descente aux enfers. L'enfer du sexe et des jeux d'argent. C'était en mars 2003. Il travaille alors dans une entreprise « sensible » du secteur de la défense, accréditée « secret défense ». Il est apprécié par ses supérieurs et par ses collègues. Il apprend qu'il est atteint de la maladie de Parkinson. Une catastrophe pour celui qui n'a à l'époque qu'une quarantaine d'années. Son neurologue lui prescrit alors du Requip, un agoniste dopaminergique. C'est le traitement habituel.

Très vite, il s'aperçoit des effets exceptionnels de son médicament qui le transforme presque en surhomme : « À 44 ans, je me levais à 4 heures du matin pour faire 6 à 7 km de footing ! » Ce coup de fouet est la première manifestation d'une terrible escalade vers les déviances.

Pendant deux ans et demi, les doses augmentant, Didier J. se découvre une passion pour les paris sportifs sur Internet. Les pertes d'argent sont d'abord minimes. Encore lucide, Didier J. a conscience de la valeur de l'argent. Mais, progressivement, lorsque les plafonds des paris sont atteints, il se tourne vers d'autres sites. C'est tellement facile : il suffit de lancer une recherche avec le thème « jeu » sur le Web pour trouver des centaines de sites de casino en ligne. L'engrenage est en marche.

Didier J. passe des heures connecté, dépense tout son argent puis les économies familiales. Il n'a plus conscience des sommes mises en jeu et le moindre gain est immédiatement rejoué. Chaque mois, les relevés bancaires affichent des dizaines de pages de prélèvements effectués par ces sites en ligne.

Le quadragénaire perd des sommes considérables, plusieurs dizaines de milliers d'euros. Comme il n'a plus assez d'argent, il se met à voler les numéros des cartes bancaires de son entourage pour miser toujours plus. Il vend tout son matériel de bricolage haut de gamme et les jouets de ses enfants, emprunte de l'argent en souscrivant des crédits revolving. « C'était terrifiant, je ne me reconnaissais plus », dit-il aujourd'hui. Sa chute ne fait que commencer. Elle est marquée par plusieurs tentatives de suicide avec hospitalisation à la clé. Pour autant, Didier J. n'est pas entendu dans son appel de détresse. Il se souvient ainsi d'un psychologue qui avait ironisé face à son addiction : « Ah, 50 000 euros perdus, mais j'espère que vous vous êtes bien amusé quand même... » Puis arrivent les déviances sexuelles. L'augmentation de libido rencontrée au début du traitement est devenue une hypersexualité incontrôlée. Elle prend une tournure violente axée sur de l'auto-masochisme. Didier J. s'exhibe sur le Net. Lui, marié, père aimant et aimé, multiplie les rencontres homosexuelles sans lendemain. Tout cela ne peut plus durer. L'épuisement moral est total.

Dans un moment de lucidité, il décide d'informer son employeur de son attitude délictueuse à l'égard de ses collègues auxquels il a également dérobé les numéros des cartes bancaires. Il se dénonce aussi à la gendarmerie qui ouvre une enquête.

C'est alors que fin 2005, Didier J. apprend par hasard les risques d'addiction liés à son traitement. À cette époque, il est hospitalisé après une nouvelle tentative de suicide et c'est un médecin de l'hôpital, informé des changements comportementaux de ce nouveau patient, qui établit enfin le lien avec le médicament. Son traitement est immédiatement modifié. Les effets à type d'hypersexualité disparaissent aussitôt. Les autres effets s'estompent plus lentement. Mais la justice est en marche. Didier J. est poursuivi pour les vols commis, assigné en remboursement des sommes disparues.

Heureusement, le procureur de la République décide de classer les plaintes sans suite car l'expertise psychiatrique a démontré le lien entre le comportement délictueux et le traitement dopaminergique. Didier J. n'est pas pénalement responsable de son comportement. Il faudra des années pour que la famille se reconstruise sans parler de la perte des amis, des proches qui comprennent mais ne reviennent pas. La dette financière est colossale. Le combat de Didier J. commence à peine (voir le chapitre intitulé « Le “parcours du combattant” de la victime », p. 217).

Un cas pas si rare

La tragédie de Didier J. n'est pas isolée. Avec la médiatisation du dossier, les langues commencent à se délier. Des victimes racontent les effets destructeurs de cette classe particulière de médicaments : les agonistes dopaminergiques. En 2009, une centaine de cas édifiants était officiellement recensée par l'Agence française du médicament. Comment expliquer qu'un simple médicament puisse provoquer des conduites de jeu pathologique, des achats compulsifs ou encore une hypersexualité ?

Si le phénomène était décrit depuis longtemps, sa compréhension chimique est plus récente. On sait que le traitement entraîne « au niveau cognitif une augmentation du traitement de la récompense et une diminution du traitement de la punition » (*Apathie et addictions comportementales dans la maladie de Parkinson : l'endroit et l'envers d'une même médaille ?*, E. Lhommée, E. Schimitt, A. Bichon, P. Krack, Pratique neurologique, 2011). Les auteurs de cette étude décrivent des patients attirés par la seule recherche du plaisir et totalement insensibles aux conséquences néfastes de leur comportement. Ce tourbillon chimique leur fait perdre le sens des réalités. Y compris sur les plans social et financier.

Le jeu compulsif s'accompagne parfois, on l'a dit, d'une hypersexualité. La révélation des troubles est souvent tardive car l'intéressé(e) n'ose pas avouer ce comportement. Mais il ne s'agit pas d'une augmentation de la libido comme on a pu le lire dans les notices de certains médicaments. La sexualité devient débordante, elle dépasse le couple, la personne recherchant en permanence le plaisir sexuel sans jamais être satisfaite. Elle multiplie les partenaires ou recherche de manière compulsive des liaisons extraconjugales, fréquente régulièrement, et de manière répétée, les sites Internet pornographiques, les sex-shops.

En 2005, la Mayo Clinic, un établissement hospitalier américain considéré comme une référence, propose une synthèse de 15 cas de patients parkinsoniens ayant développé une hypersexualité après le début du traitement par agonistes. Les auteurs concluent que « l'orgasme ne produit aucune satiété ». Parmi les quatre cas évoqués, Monsieur G., 55 ans, souffre depuis 9 ans de la maladie de Parkinson. « Dans le mois suivant l'administration de 5 mg de ropinirole quatre fois par jour, le patient a constaté l'apparition d'une hypersexualité pathologique. Il racontait « se rendre dans des night-clubs et ne pas pouvoir en ressortir sans avoir trouvé une personne avec qui passer la nuit ». Il ne parvenait pas à vaincre son désir sexuel et se sentait comme un « animal en chasse ». L'article poursuit :

« Une diminution du ropinirole a été recommandée, mais aucune autre information de suivi [du patient] n'est disponible. » L'expression « animal en chasse » a été entendue dans la bouche de plusieurs témoins. Ils expliquent que lorsqu'ils font face au jeu pathologique ou autre addiction (sexe, exhibitionnisme, achats compulsifs, etc.), ils sont tellement obsédés par le but à atteindre qu'ils se comportent tels des félins en quête de leur proie. Ils sont prêts à tout, le cerveau bouillonnant, cherchant frénétiquement une solution, la plus petite soit-elle, pour assouvir sans délai le besoin ressenti, quitte à prendre tous les risques, même les plus graves. Aucune limite, aucune force ne peut s'interposer. La personne est habitée par un sentiment inébranlable de supériorité sur les événements.

Ces effets indésirables destructeurs, on le devine, ne touchent pas que les hommes. Monique, 54 ans, est restée quatre ans sous Célance du laboratoire américain Lilly. Sa vie est devenue un cauchemar. « J'ai ressenti des envies, côté sexuel, que ne comblait pas mon mari. Nous faisions chambre à part depuis 8 ans, alors j'ai fait comme j'ai pu, en me masturbant. Je me suis sentie dingue pendant cette période, et si j'avais su, je me serais fait soigner avant, parce que maintenant, la pente est rude à remonter. »

Ces vingt dernières années, les conséquences du traitement ont été soigneusement étudiées par des revues spécialisées, telles le *Journal of Neurology*, *The Neurologist* ou encore l'*Official journal of the movement disorder Society*. Il en ressort que les comportements sexuels anormaux sont pratiquement toujours les mêmes : « patient obsédé par le sexe, exhibitionnisme, avances sexuelles constantes ».

La littérature médicale s'est aperçue très tôt d'une coïncidence chronologique entre les traitements par agoniste et la survenance des troubles. Ils apparaissent lorsque les traitements sont mis en place et disparaissent avec la diminution ou le changement de médicament. On s'accorde aujourd'hui à soutenir que ces troubles sont beaucoup plus fréquents lorsque le patient consomme des agonistes dopaminergiques. De plus, les risques de connaître de tels débordements sont d'autant plus grands que le traitement est prescrit à des patients jeunes. Naturellement, si des prédispositions psychiatriques existent (consommation excessive d'alcool, trouble sexuel préexistant), le trouble sera exacerbé.

Il est essentiel ici de comprendre qu'il ne s'agit pas de fantasmes. Ces pratiques sexuelles déviantes, qu'on appelle aussi « paraphilies », ont été décrites maintes et maintes fois. Quelle est la proportion de « passages à l'acte » sur l'ensemble des effets non voulus déclarés par les patients à leur médecin ? C'est difficile à dire. Sans doute parce que la pudeur des personnes victimes empêche une juste évaluation du problème. Sans doute aussi parce que le corps médical n'établit pas encore assez le lien entre ces comportements et les traitements médicamenteux. Dans ce domaine, l'information a été lacunaire et tardive.

À en croire des experts, le trouble des impulsions serait identifié chez 13,6 % des patients parkinsoniens avec une fréquence comparable entre jeu pathologique, hypersexualité, achat pathologique et boulimie. D'autres études sont encore plus inquiétantes, telle celle publiée par la Mayo Clinic aux États-Unis en 2009 qui note 10,6 % de troubles d'hypersexualité chez les patients traités par agonistes. Un article intitulé « Maladie de Parkinson et violences sexuelles » paru en 2011 dans la revue *L'Information psychiatrique* considère que sur 125 000 personnes souffrant de la maladie de Parkinson en France, il existe un « potentiel de 5 000 patients pouvant présenter des troubles sexuels secondaires à leur traitement, avec des conséquences médico-légales évidentes ».

Lorsque le dossier de Didier J. a été médiatisé, les journalistes ont interrogé certains neurologues dont les propos étaient inquiétants. L'un d'eux indiquait ainsi que dans sa clientèle, 15 % à 20 % des patients sous agonistes présentaient de tels troubles. Près d'un sur cinq. On est loin du cas exceptionnel.

Des comportements aux conséquences pénales

Un « traitement » qui peut vous conduire directement à la case « justice » sans passer par la banque ! C'est le cas de Monsieur R., atteint de la maladie de Parkinson. Il constate au cours de la première semaine qui suit l'augmentation de la posologie du ropinirole un « effet miraculeux ». Tous les effets physiques habituels de la maladie ont disparu. La dégradation apparaît la deuxième semaine. Il connaît des « besoins permanents, jour et nuit, de marcher » (le *punding*). Puis c'est « l'apparition de bêtes noires sans forme précise, de la grosseur d'un être humain ». Ces « visions étaient tellement rapides que je n'arrivais pas à déterminer la réalité de leur existence ». Le patient précise : « Mon corps n'obéissait plus à ma volonté. Comme si c'était lui qui commandait mon cerveau. » À la fin de la deuxième semaine, la situation se dégrade encore : « Je me souviens avoir vu deux filles vêtues de jaune et nous être mutuellement dit "bonjour". D'avoir emprunté la même direction. Je me souviens avoir porté la main à mon sexe. Par contre, je ne me souviens pas de la façon dont elles sont intervenues. » Ces deux personnes rencontrées sont en fait... des agents de police en faction. L'individu est immédiatement placé en garde à vue et se retrouve poursuivi pour exhibitionnisme. Son neurologue est prévenu sur-le-champ, lequel lui préconise de diminuer les doses de ropinirole. Le neurologue adresse un courrier au médecin généraliste qui ne laisse place à aucune hésitation : « Depuis qu'il a baissé la dose de Requip à 4 cp de 5 mg, les hallucinations ont disparu. Il se trouve moins confus.

Par contre, cela s'accompagne d'une dégradation motrice. […] La description des troubles du mois de janvier est compatible avec les effets secondaires des agonistes dopaminergiques. »

Jugé en 2008 pour exhibitionnisme devant le tribunal de La Roche-sur-Yon, Monsieur R. est relaxé. L'argument des juges : si le médicament est bien à l'origine de ses déviances, « il résulte du dossier et des débats qu'il n'existe aucun élément intentionnel, il convient de le relaxer ». La décision est définitive. Parce que le traitement médicamenteux a été jugé comme étant à l'origine du passage à l'acte, l'individu ne peut être sanctionné.

Il n'est pas nécesaire d'être un grand juriste pour percevoir l'enjeu. Imaginons alors le pire : que se passerait-il si un malade atteint de la maladie de Parkinson commettait un crime de nature sexuelle, tel un viol ? Des expertises psychiatriques seraient ordonnées durant l'instruction de ce crime. Si elles concluaient que la personnalité était en totalité ou partiellement abolie par le traitement sous agonistes dopaminergiques, la cour d'assises oserait-elle acquitter l'accusé malgré la pression de la victime, de la famille, de l'opinion publique ? Qui serait alors responsable ? Ces questions sont effrayantes.

Depuis, les notices ont été modifiées, l'information renforcée. Les neurologues ont été incités par l'Agence française du médicament à délivrer les données précises sur le risque de présenter ces effets.

La situation actuelle est-elle pour autant satisfaisante ? Pas vraiment. En avril 2015, l'association France Parkinson a publié un communiqué de presse pour alerter l'opinion publique sur la rupture de soins chez les patients traités : « 45 % des ruptures de soins ou de traitement sont liées aux effets secondaires ». L'article indique que beaucoup de malades ont témoigné de ces effets secondaires dans une étude remise au gouvernement en 2014 : « Une étude qui n'a pas été suivie d'actions concrètes de la part des pouvoirs publics. » L'association conclut qu'il faut « d'urgence prévenir les effets secondaires des médicaments ».

Deuxième partie

Des failles béantes dans le système de contrôle du médicament

L'affaire du Mediator, dévoilée en 2009 par Irène Frachon, a tout changé dans l'univers du médicament en France. Du moins, elle aurait dû tout changer. Tels avaient été les engagements solennels des autorités publiques de l'époque. Face à la faillite généralisée du système de contrôle et de sécurité des médicaments, Xavier Bertrand, alors ministre de la santé, décidait de « renverser la table ». Le 23 juin 2011, il déclarait dans *Le Monde*: « L'affaire du Mediator montre que le problème est lié au système d'autorisation de mise sur le marché (AMM), qu'il faut faire évoluer, et qu'il y a nécessité de renforcer la pharmacovigilance et la réactivité devant les signaux d'alerte. Je veux provoquer un changement de culture. »

Terminés les carences, les anomalies, le manque de moyen, les conflits d'intérêts, les pressions des laboratoires, le système français entrait dans une nouvelle ère : celle de la sécurité absolue. Rayée de la carte l'Agence française de sécurité sanitaire des produits de santé et son acronyme imprononçable (Afssaps) ! Place à la toute nouvelle Agence nationale de sécurité du médicament (ANSM). Une agence forcément plus compétente, capable de protéger efficacement les malades français pour qu'il n'y ait plus jamais d'affaire du type Mediator. Quant aux décideurs politiques, Xavier Bertrand promettait, toujours ce 23 juin 2011, qu'ils seraient dorénavant impliqués dans la chaîne de décision : « Plus aucun ministre de la santé ne devra pouvoir dire qu'il ne savait pas qu'un médicament était suspecté de poser problème, comme cela a été le cas avec le Mediator. »

Cinq ans plus tard, qu'en est-il ? Promesses tenues ou pas ?

Les étapes de commercialisation d'un médicament

Un médicament n'est pas un produit comme les autres. Le Code de la santé publique le définit spécifiquement : « On entend par médicament toute substance ou composition présentée comme possédant des propriétés curatives ou préventives à l'égard des maladies humaines ou animales… »

En clair, un médicament est un produit de consommation parfois courante mais jamais anodin dans ses effets. C'est pour cela que les autorités sanitaires encadrent strictement sa commercialisation.

L'autorisation de mise sur le marché (l'AMM)

En France, depuis la loi du 11 septembre 1941, un médicament doit obtenir un visa pour être commercialisé. À partir de 1967, on parle de l'autorisation de mise sur le marché (AMM). Aujourd'hui, ce précieux sésame est délivré par le directeur de l'Agence française du médicament après l'avis d'experts réunis au sein de la Commission d'autorisation de mise sur le marché. Il est également possible pour un laboratoire d'obtenir son AMM directement au niveau européen en passant par l'Agence européenne du médicament (EMA) basée à Londres. En France, comme dans le reste de l'Union européenne, la plupart des AMM sont délivrées par l'EMA puis confirmées par les autorités françaises. C'est le cas pour les médicaments commercialisés dans plusieurs États européens.

L'objectif de cette AMM est de protéger les malades contre des médicaments qui ne répondraient pas à trois critères principaux : la qualité, la sécurité et l'efficacité.

Pour le laboratoire qui souhaite commercialiser son nouveau médicament, cette AMM est une première étape à franchir. Le laboratoire doit prouver que son produit n'est pas nocif dans les conditions normales d'emploi et que l'effet thérapeutique annoncé est bien réel. Dernier point, ce nouveau médicament se doit d'être au moins aussi efficace qu'un placebo ou qu'un autre médicament existant. On parle ici de la notion de bénéfices/risques. La balance doit toujours pencher du côté des bénéfices pour le patient.

Après l'évaluation scientifique par des cliniciens et des toxicologues, trois issues sont possibles :

- un avis favorable ;
- une demande de complément d'informations ;
- un avis non favorable.

À noter qu'une AMM peut être suspendue ou retirée à tout moment, notamment s'il apparaît que les renseignements fournis par le laboratoire à l'occasion de la demande d'AMM sont erronés ou incomplets ou bien si la balance bénéfices/risques devient défavorable.

Les données du dossier d'AMM concernant le médicament proviennent toutes de l'entreprise qui dépose l'AMM. Le dossier comporte les résultats des différentes étapes de la création du médicament en question, études précliniques (*in vitro* et animal) et cliniques (chez l'homme). L'Agence française du médicament qui délivre l'autorisation de mise sur le marché se fonde sur ces informations transmises par l'entreprise pharmaceutique pour se forger une opinion.

Le taux de remboursement et le prix du médicament : le nerf de la guerre

En France, actuellement, un peu plus de 14 000 spécialités médicamenteuses sont remboursées par l'assurance maladie.

L'obtention de l'AMM n'est qu'une première étape à franchir. L'étape suivante, celle qui consiste à évaluer le service médical rendu (SMR), va déterminer toute la vie du médicament. C'est ce SMR qui décide du taux de remboursement du produit par la Sécurité sociale et donc, pour l'entreprise qui l'a conçu, de son potentiel commercial. Le SMR prend en considération l'efficacité et les effets indésirables du médicament, son aspect novateur (par exemple, est-il le seul médicament disponible dans l'indication proposée ?) et son intérêt pour la santé publique. En clair, plus le taux de remboursement du médicament est élevé, plus il a des chances d'être prescrit et donc de rentrer dans la catégorie reine du monde pharmaceutique : les *block-busters*.

Un *block-buster* est un médicament vedette qui génère un chiffre d'affaires annuel d'au moins un milliard de dollars. Ces dernières années, le Lipitor (13,6 milliards de dollars par an), un anti-cholestérol de l'américain Pfizer, ou encore le Zyprexa (4,7 milliards de dollars par an), contre la schizophrénie de l'américain Eli Lilly comptent parmi les plus grosses ventes. Les prochaines stars du secteur sont déjà connues. Le premier est un traitement du mélanome (cancer de la peau) qui devrait rapporter 4,5 milliards de dollars en 2019 (l'Opdivo du laboratoire américain BMS) et un antibiotique contre les infections urinaires multirésistantes, 1,5 milliard de dollars dès 2016 (Zerbaxa du laboratoire américain Cubist). Ces chiffres sont bien sûr des prévisions car, *in fine*, tout dépendra du taux de remboursement dont bénéficieront ces médicaments stars.

L'évaluation du service médical rendu est effectuée par une autre commission dépendante elle aussi du ministère de la Santé. Il s'agit de la Commission de la transparence de la Haute Autorité de Santé (HAS). Cette commission est composée de médecins, de pharmaciens et de spécialistes en méthodologie et en épidémiologie. Ce sont eux qui vont décider du taux de remboursement du médicament. Celui-ci peut être de 0 %, 15 %, 35 %, 65 % ou 100 %.

Actuellement, le marché français du médicament pèse 30 milliards d'euros annuels. Malgré une légère baisse ces dernières années, les Français restent de très gros consommateurs de médicaments. En moyenne, un Français achète 48 boîtes de médicaments par an. Les produits non remboursables ne représentent que 9 % des ventes en valeur. Pour les laboratoires, si l'un de leurs médicaments n'est pas ou n'est plus remboursé, c'est une catastrophe. Et l'assurance que ce produit ne sera plus prescrit par les médecins si un autre médicament équivalent mais remboursé existe.

Dès lors, il convient pour l'industrie pharmaceutique de présenter sous leur meilleur jour les nouvelles molécules afin que la Commission de la transparence leur attribue le plus haut taux de remboursement possible. Seuls les 100 % et les 65 % sont recherchés. En dessous, 30 % et 15 %, voire 0 %, c'est un échec industriel. Cependant, pour atteindre 100 % ou 65 %, le médicament doit être « reconnu comme irremplaçable et coûteux » ou « à service médical rendu majeur ou important ». Des critères exigeants, *a priori* pas si difficiles à remplir. En

2013, les médicaments remboursés à 100 % et 65 % représentaient en valeur plus de 96 % des médicaments pris en charge par l'assurance maladie. En tout, sur douze mois, ils ont coûté à l'État près de 17 milliards d'euros.

Dernière étape, la fixation du prix du médicament. Il est en partie décidé par la même Commission de transparence que pour le SMR.

Le prix d'un médicament est notamment déterminé par l'Amélioration du Service Médical Rendu (ASMR) qu'il apporte. L'ASMR se décline en cinq catégories, d'ASMR-I (progrès thérapeutique majeur) à ASMR-V (absence d'amélioration avec avis favorable à l'inscription). Cette note d'ASMR sert de base de négociation du prix de vente du médicament, négociation qui se fera entre le laboratoire et le comité économique des produits de santé dépendant du ministère de la Santé. Ce prix sera valable pour au moins cinq ans.

Les limites du système

L'autorisation de mise sur le marché signifie-t-elle que le médicament est sûr ?

Non ! Les experts de l'Agence française du médicament ne peuvent fonder leur jugement que sur les essais cliniques menés par le laboratoire propriétaire du médicament. L'agence n'a pas les moyens de mener ses propres investigations. De fait, le laboratoire se retrouve en toute légalité « juge et partie » pour prouver l'utilité et la sécurité de son médicament. Il a donc tout intérêt à présenter son produit sous son meilleur jour. Comme l'y oblige la loi, il va organiser de vrais essais cliniques, mais les patients sur lesquels sera testé le médicament seront sélectionnés par lui seul. Pour obtenir des résultats optimaux, ces fameux résultats présentés à la commission de l'Agence française du médicament, les populations « à risques » se trouvent écartées des essais cliniques : les personnes âgées, les cardiaques, les insuffisants rénaux, les femmes enceintes... De plus, les tests sont effectués sur un temps limité et sur un échantillon de population relativement faible, entre mille et cinq mille patients. Dès lors, il devient quasi impossible pour un laboratoire de mettre en évidence un effet indésirable grave survenant à une fréquence de 1/5 000.

Le problème des biais dans les essais cliniques

Si, au cours de ces essais cliniques, un effet indésirable apparaît, le laboratoire est tenu d'en informer l'agence du médicament du pays où il a déposé sa demande d'autorisation de mise sur le marché.

En revanche, certains résultats négatifs mis au jour lors des essais cliniques peuvent être maquillés, cachés, transformés. En langage scientifique, cette pratique s'appelle un « biais ». Un biais est une erreur de raisonnement ou de procédure amenant à une représentation faussée de la réalité. Au sens strict, un biais revêt un caractère systématique et altère l'estimation dans un sens donné. Il existe toutes sortes de biais : de sélection, de mesure, de validation, de publication…

Un biais fausse donc les résultats dans un sens donné. Et ce sens est celui voulu par le laboratoire. Une entreprise pharmaceutique n'a aucun intérêt à publier des résultats décevants. Pour les tronquer, rien de plus simple. On élimine les données gênantes, on modifie les statistiques en se concentrant sur un groupe de patients plus « réactifs » au traitement, bref on améliore les résultats sans pour autant les falsifier complètement.

Des pratiques rarement condamnées, car il est quasiment impossible d'en prouver la malice. En effet, comment démontrer de tels biais quand seuls les laboratoires possèdent les données détaillées des essais cliniques ? Cependant, il arrive que les industriels du médicament fassent preuve de négligence dans la dissimulation de l'information ou tombent sur des professionnels de la santé désireux d'en finir avec ces pratiques.

C'est le cas d'Alexis Clapin. Neurologue de formation, ce quinquagénaire parisien traque les biais dans les essais cliniques. Et il en trouve, preuves à l'appui. Le monde du médicament, il le connaît bien puisqu'il a travaillé une vingtaine d'années pour des laboratoires pharmaceutiques comme directeur de recherche. Pour être très clair et ne pas être suspecté de collusion, il déclare que depuis juin 2010, il n'a plus reçu d'honoraires ou de salaires de l'industrie du médicament. Sa plus belle prise en matière de biais, Alexis Clapin la doit à un laboratoire américain, Biogen Idec, et à son médicament vedette : l'Avonex.

Ce produit est un interféron bêta utilisé dans le traitement de la sclérose en plaques. Il obtient son AMM aux États-Unis en 1995 et en Europe en 1997. Depuis, Avonex s'est vendu comme des petits pains et a rapporté plusieurs milliards d'euros à son propriétaire Biogen (près de deux milliards de dollars en 2015).

L'Avonex, Alexis Clapin l'a rencontré en 1999. À l'époque, il travaillait pour Serono, un laboratoire suisse, qui mettait sur le marché un autre interféron, le Rebif. Ce qui a mis la puce à l'oreille du neurologue, ce sont les résultats des essais cliniques de l'Avonex bien supérieurs à ces concurrents dont le Rebif. Alexis Clapin veut en avoir le cœur net et obtient les vérifications faites par la FDA (l'Agence américaine du médicament). Il y découvre que certains patients qui ont participé aux essais cliniques de l'Avonex n'ont pas été comptabilisés pour le résultat final. Ces patients étaient ceux qui réagissaient le moins bien au traitement. Pour Alexis Clapin, « c'est comme si, dans une élection, vous retiriez d'une urne les votes qui ne vous convenaient pas ». Malgré ses alertes auprès de l'EMA, à ce jour, rien n'a été modifié dans l'AMM de l'Avonex.

Pour compliquer un peu plus la surveillance de l'Agence européenne du médicament, ces essais cliniques s'effectuent aujourd'hui pour moitié à l'étranger. Principalement dans des pays où le coût par cobaye est 50 % inférieur à celui de l'Europe occidentale et des États-Unis. Il s'agit de l'Europe de l'Est, de la Russie, de l'Inde et de la Chine. Les agences françaises et européennes du médicament peuvent-elles vérifier ces tests ? Difficile, voire quasi impossible. Fergus Sweeney, responsable de la conformité et des inspections à l'Agence européenne du médicament, reconnaît la faillite du système de surveillance européen. Dans une présentation lors d'un atelier organisé par l'EMA en septembre 2010 et consacré à l'éthique dans les essais cliniques, Fergus Sweeney déclarait que « la majorité des essais cliniques sont réalisés loin de chez nous, sous des cadres de régulation différents et répondant à des modes culturels différents ». Des essais réalisés le plus souvent dans des pays moins stricts quant au respect des standards déontologiques en matière de santé. Dans le jargon des autorités de santé, ces standards déontologiques se nomment des « bonnes pratiques cliniques » (BPC). Mais comment vérifier ces BPC quand les essais se déroulent en Chine, en Europe de l'Est ou en Inde ? Entre 2005 et 2009, sur 44 034 essais cliniques réalisés dans 89 pays, l'Agence européenne du médicament a lancé 152 inspections de BPC. Soit 0,34 % d'essais inspectés.

La France n'accueille plus que 10 % des essais industriels internationaux. En 2014, seulement 563 études cliniques y ont eu lieu. À l'inverse, l'Inde devient une destination de choix. Mais le low-cost en matière de médicament peut s'avérer problématique. Une inspection de l'Agence française du médicament réalisée en 2014 en Inde l'a démontré et a poussé l'EMA à suspendre, le 21 août 2015, près de 700 médicaments génériques testés et fabriqués en Inde.

Le cas du Tamiflu, le médicament antigrippe de Roche, biais de publication ?

En 2009, le monde entier craint une pandémie foudroyante : la grippe H1N1. Le laboratoire suisse Roche propose un médicament miracle : le Tamiflu. Une étude financée par le laboratoire Roche lui-même présente des résultats incroyables : le Tamiflu réduit de 55 % les complications de la grippe. Il n'en faut pas plus pour que l'Organisation mondiale de la santé (OMS) valide ce remède et conseille son utilisation. Immédiatement, les gouvernements des grandes puissances achètent le Tamiflu par tonnes pour le stocker au cas où l'épidémie se propagerait. En tout, il y en a pour près de trois milliards d'euros. Les Américains en achètent pour 1,3 milliard d'euros, les Européens ne sont pas en reste : 600 millions d'euros pour le Royaume-Uni, et « seulement » 430 millions d'euros pour la France. Rien qu'en 2009, Roche réalise un chiffre d'affaires de 2,7 milliards d'euros avec le Tamiflu.

Finalement, l'épidémie du H1N1 va se révéler beaucoup moins agressive que prévue. Et c'est heureux car le Tamiflu de Roche n'aurait pas pu sauver tous les malades. En effet, le taux de guérison de 55 % revendiqué par le laboratoire va rapidement être remis en question par des scientifiques indépendants.

Afin de s'assurer de l'efficacité du traitement, dès 2009, le *British Medical Journal*, une prestigieuse revue médicale britannique, demande à Roche de publier l'intégralité de ses essais cliniques. Le laboratoire refuse. Les langues se délient alors. Le professeur Bruno Lina, directeur du Centre national de référence de la grippe, en France, reconnaît dans un article publié par *Le Figaro* le 14 novembre 2012 qu'il « n'existe pas d'essai clinique réalisé dans les règles qui permet de prouver l'efficacité du Tamiflu contre les cas de grippes sévères ».

L'Agence européenne du médicament accuse alors le laboratoire suisse de ne pas avoir transmis aux autorités sanitaires les données des essais cliniques du Tamiflu. En fait, sur dix essais cliniques menés par Roche, seuls deux ont été publiés. Deux essais forcément positifs. Les huit autres restent introuvables. Certains commencent à évoquer le biais de publication.

Le réseau Cochrane (une coalition de chercheurs basée en Angleterre qui se donne pour mission de passer en revue les études médicales sur un médicament) entre alors en scène. Soutenu par le *British Medical Journal*, il insiste publiquement auprès de Roche pour obtenir l'intégralité des dix essais cliniques. Le laboratoire suisse s'engage, fin 2009, à fournir tous les documents. Il mettra quatre longues années pour obtempérer.

Finalement, le résultat des études menées par les chercheurs du réseau Cochrane grâce aux données envoyées par Roche se révèle assassin pour le Tamiflu. Selon Cochrane, le médicament réduit, chez les adultes, la durée des symptômes d'une demi-journée seulement, ne diminue pas le nombre d'hospitalisations, diminue le nombre de pneumonies chez les adultes mais pas chez les enfants et augmente les risques d'effets secondaires (nausées et maux de tête). Et surtout, toujours selon les chercheurs du réseau, les études en faveur du Tamiflu comportent de nombreux biais. Notamment parce qu'elles ne reposeraient que « sur une frange très sélective des données collectées… ».

Le laboratoire Roche rejette toutes ces accusations en masse. Aux yeux de l'industriel suisse, le rapport de Cochrane est truffé d'erreurs et relève de l'amateurisme. Dans un communiqué de presse officiel, Roche déclare : « Nous ne considérons pas que le Groupe Cochrane […] comme étant une référence sur les vertus des inhibiteurs de la neuraminidase [médicaments antiviraux contre la grippe, NDLA]. » Et invoque, comme preuve de l'efficacité de son médicament, son succès commercial : « Le Tamiflu, ayant été validé et approuvé par les autorités de régulation de plus de cent pays, possède un profil de sécurité parfaitement connu et a été pris par plus de 130 millions de patients dans le monde. »

À ce jour, le Tamiflu est toujours disponible et utilisé contre la grippe. En France, son taux de remboursement n'est que de 30 %, soit un service médical rendu jugé « modéré ». Le 9 juillet 2014, la commission de la transparence de la Haute Autorité de Santé donne un nouvel avis sur le Tamiflu. Il stipule que dans le traitement curatif de la grippe, le service médical rendu du Tamiflu reste « faible » pour les sujets à risques ; pour les autres, il est « insuffisant ». Malgré tout, le Tamiflu continue de plutôt bien se vendre. En janvier 2015, Roche prévenait les marchés boursiers que son chiffre d'affaires et ses bénéfices allaient se maintenir grâce notamment au Tamiflu.

Biais d'évaluation d'effets secondaires : quand un acte de pédophilie est requalifié en simple « augmentation de la libido »

Le 19 décembre 2003, le laboratoire britannique GlaxoSmithKline (GSK) adresse à l'Agence française du médicament une demande de modification du résumé des caractéristiques du produit (RCP) – cette notice destinée aux professionnels de santé pour leur présenter un médicament –, et de la notice grand public de son médicament, le Requip. Une telle demande s'effectue quand un nouvel effet secondaire a été décelé. Ici, il est question de risques « d'augmentation de la libido ». La demande est acceptée le 17 juin 2004 par l'Agence française du médicament.

Pour obtenir cet accord, GSK a fourni des pièces justificatives réglementaires. Il y est indiqué que le laboratoire a décelé « un total de 15 cas signalant une augmentation de la libido... ». Parmi ces 15 cas, deux ont tout particulièrement attiré l'attention de GSK. Le premier cas est celui d'un homme de 62 ans. Le rapport du laboratoire explique : « Onze mois après le début du traitement par ropinirole, le patient a commis une agression sexuelle [acte de pédophilie sur une fillette de 7 ans], pour laquelle il a été emprisonné. [...] La dose de ropinirole a été réduite à 6 mg par jour, dans la perspective d'arrêter le traitement. Le problème de libido du patient a ensuite disparu. » Agresser sexuellement une fillette de 7 ans n'est donc perçu par le laboratoire que comme une « augmentation de la libido » et non comme une grave modification du comportement sexuel !

La description de l'autre cas laisse pantois : « Dans le second cas rapporté, qui était bénin et publié dans la littérature médicale, un homme de 45 ans a vu ses pulsions sexuelles augmenter, ce qui s'est traduit par des actes incontrôlés d'exhibitionnisme et d'attentat à la pudeur sur une période non spécifiée après le début du traitement par ropinirole. » Pour GSK, l'exhibitionnisme et l'attentat à la pudeur sont autant d'actes « bénins ». Bénins sont aussi les autres cas dont le laboratoire ne prend même pas la peine d'apporter les détails. Tout au plus mentionne-t-il l'histoire d'une femme de 73 ans « qui a vu ses pulsions sexuelles augmenter de manière significative et a souffert d'hallucinations et d'insomnie ».

Voilà pour les faits scientifiques. Intervient maintenant le fameux biais d'évaluation. GSK ne nie aucunement l'existence de ces effets secondaires, mais il va les minorer habilement devant l'Agence du médicament. Selon l'industriel, l'augmentation de la libido et le risque de comportement déviant du type hypersexualité demeurent rares. Seuls 18 cas auraient été identifiés. Pour GSK, « ce chiffre doit être rapporté au fait qu'à cette date, l'exposition au ropinirole était estimée à plus de 400 000 patients-années. En conséquence, le taux de déclaration, après la commercialisation, pour l'effet « augmentation de la libido » chez les patients recevant du ropinirole a été considéré comme très rare (survenant chez moins d'un patient sur 10 000). »

Sauf que, dans un document officiel de GSK, il est clairement écrit que « ce total de 18 cas a été rapporté sur un total de 2 009 patients ayant reçu du ropinirole dans le programme de développement clinique ». L'échelle n'est plus la même. Si l'on passe de 18 cas sur 400 000 patients à 18 cas sur 2 009, le résultat change du tout au tout. On arrive à un taux de 0,9 %. De « très rare », l'effet secondaire devient « fréquent » ou « peu fréquent ». L'erreur d'interprétation est ici manifeste. Le laboratoire a minimisé un effet secondaire de son médicament. Bien mal lui en a pris. Un patient français sous Requip va souffrir de cet effet secondaire minimisé par GSK. Le laboratoire sera jugé responsable et condamné par la cour d'appel de Rennes en 2011 à lui verser des indemnités pour un total de 197 000 euros.

Les laboratoires font-ils pression sur les experts des commissions du médicament ?

Les pressions ont toujours existé et existent encore aujourd'hui. Le législateur tente de les limiter en instaurant des contrôles sur le personnel composant les différentes commissions du système de santé. Dès 1994, le directeur de l'Agence française du médicament a ainsi institué une déclaration d'intérêts obligatoire pour tout son personnel et pour lui-même. Concrètement, cela consiste à faire une déclaration sur l'honneur des liens directs ou indirects entretenus avec les entreprises produisant ou exploitant des produits de santé. Cela concerne également les sociétés de conseil et les organismes professionnels intervenant dans ce secteur. Théoriquement, tout mensonge ou manquement à cet engagement est sanctionné par une amende de 30 000 euros. Aujourd'hui, la liste de ces déclarations d'intérêts est consultable sur le site Internet de l'Agence française du médicament : *https ://icfidnet.ansm.sante.fr/Public/index.php.*

Une déclaration sur l'honneur, est-ce suffisant ?

De toute évidence, non ! Les témoignages de « repentis » de l'industrie pharmaceutique illustrent régulièrement des pratiques au minimum douteuses et le plus souvent franchement illégales des laboratoires auprès des décideurs du secteur de la santé. Tous dévoilent la volonté farouche des industriels du médicament de s'attacher les bonnes grâces des médecins, en particulier des leaders d'opinion. Ceux-là mêmes qui participent à la validation des travaux d'un nouveau médicament. Travaux qui serviront ensuite à obtenir une autorisation de mise sur le marché ainsi qu'un taux de remboursement satisfaisant.

En mars 2015, le site Mediapart révélait que certains membres de la commission de transparence auraient reçu de l'argent de laboratoires. Selon le site d'information, « un petit groupe d'amis » constitué des présidents, vice-présidents et d'autres membres des principales commissions du système français, aurait « secrètement conseillé les laboratoires sur la meilleure façon de présenter leur dossier ». Des services rendus contre argent comptant en liquide. Des sommes allant de 1 500 à 60 000 euros, sans oublier des cadeaux en nature comme des déjeuners de luxe ou des « spectacles d'opéra ». Suite à ces révélations, la Haute Autorité de Santé (HAS) a déclenché un audit interne des procédures d'évaluation des produits cités dans l'article de Mediapart, deux antidépresseurs, le Seroplex (laboratoire Lundbeck) et le Cymbalta (laboratoire Lilly).

Pourtant, l'HAS pensait s'être prémunie contre ces risques de corruption. Elle avait mis en place dès sa création, en 2004, des « dispositifs de gestion des liens d'intérêts », permettant notamment d'écarter des débats et des votes toute personne pour laquelle il y aurait un potentiel conflit d'intérêts. Visiblement, ces dispositifs présenteraient des failles puisque, selon les journalistes de Mediapart, ces dysfonctionnements ont continué d'exister jusque tout récemment. En effet, l'une des personnes mises en cause par l'enquête a siégé à la commission de la transparence jusqu'en 2014.

L'HAS a officiellement réagi quelques jours plus tard : « La Haute Autorité de Santé a décidé de déclencher un audit interne des procédures d'évaluation des produits cités dans l'article publié en début de semaine par Mediapart, qui rapporte des allégations graves concernant l'évaluation des médicaments. » Avec l'Agence française du médicament, l'HAS a porté à la connaissance du procureur de la République les faits énoncés. Une enquête préliminaire a été immédiatement ouverte par le Parquet de Paris.

En avril 2015, Marisol Touraine, ministre de la Santé, s'est décidée elle aussi à agir. Elle a déposé un amendement à la loi « santé » pour contraindre les experts membres de ces commissions à divulguer ce qu'ils perçoivent ou ont perçu des groupes pharmaceutiques. Jusqu'à cette date, ils ne devaient déclarer que l'existence d'un lien d'intérêt.

La pratique généralisée du pantouflage : un mal français ?

Quand un haut fonctionnaire quitte la fonction publique pour aller travailler dans le secteur privé, on dit qu'il « pantoufle ». Cette pratique n'a rien de répréhensible légalement mais pose de vraies questions éthiques et déontologiques.

En matière de santé, ces questions se posent avec encore plus d'acuité. Comment s'assurer que les enjeux purement marchands et financiers d'un laboratoire pharmaceutique ne priment pas ou, du moins, n'influencent pas les prises de décision finales ? Le cas édifiant du professeur Jean-Michel Alexandre illustre parfaitement ce dilemme.

Le professeur Alexandre a été pendant quinze ans l'une des personnes les plus puissantes du système de santé français. Il a été président de la commission d'autorisation de mise sur le marché (AMM) au ministère de la Santé de 1985 à 1993, puis directeur de l'évaluation du médicament de l'Agence française du médicament de 1993 à 2000. Reconnu pour ses compétences et son charisme, Jean-Michel Alexandre prend une retraite bien méritée fin 2000. Mais s'il quitte l'Agence du médicament, il n'en compte pas moins rester actif. Le 26 avril 2011, lors de son audition par le Sénat dans le cadre de l'affaire du Mediator, il déclare : « Lorsque j'ai décidé de quitter l'administration fin 2000, ne pouvant obtenir les moyens qui me paraissaient nécessaires, j'ai envisagé, à la demande de plusieurs industriels, d'exercer la fonction de conseil scientifique. » Concrètement, neuf jours après son départ de l'Agence du médicament, il obtenait un premier contrat pour une entreprise française qui allait bientôt faire parler d'elle : les laboratoires Servier. Montant de sa rémunération : 152 449 euros.

À l'époque, la commission de déontologie de l'Agence du médicament est saisie, se déclare incompétente mais suggère tout de même à l'ancien haut fonctionnaire de s'abstenir pendant cinq ans de toute relation professionnelle avec l'Agence du médicament. « Il n'y a rien de répréhensible », estimait encore en 2011 le professeur Alexandre, après la révélation publique du scandale du Mediator : « Les firmes ont besoin de gens qui les aident à développer des médicaments utiles à la santé publique. Je me borne à faire du conseil scientifique. »

Des conseils plutôt rémunérateurs. Entre 2000 et 2009, il va multiplier les contrats en lien avec Servier et percevoir du laboratoire près de 1,2 million d'euros. Février 2012, l'ancien grand manitou du médicament français est mis en examen pour « prise illégale d'intérêts » dans l'affaire du Mediator. Il lui est reproché une « participation illégale d'un fonctionnaire dans une entreprise précédemment contrôlée ». En clair, la justice constate avec stupeur les ravages du pantouflage des experts du monde médical. Et les inspecteurs de l'IGAS (l'Inspection générale des affaires sociales) de découvrir au cours de leur enquête l'étonnante bienveillance du professeur Alexandre envers Servier quand il dirigeait l'Agence française du médicament. Dès 1997, ses équipes l'avaient averti que le Mediator était aussi dangereux que l'Isoméride, un autre médicament de Servier pourtant interdit (voir le chapitre consacré à l'affaire du Mediator, p. 55). Pourtant le professeur Alexandre ne réagit pas. Quelques mois plus tard, un cas de valvulopathie cardiaque associé au Mediator est signalé à Marseille. Il s'ajoute à un autre cas, celui d'une patiente atteinte d'HTAP après un traitement sous Mediator. En tant que directeur de l'Agence du médicament, le professeur Alexandre en est immédiatement informé. En toute logique, une réévaluation du Mediator devrait être engagée. Mais toujours rien. Pire, le cas marseillais, celui de la valvulopathie, qui avait été classé dans la catégorie « imputabilité plausible » se retrouve par miracle en « imputabilité douteuse ». Une « erreur de retranscription regrettable » estimera plus tard le professeur Alexandre. Une erreur effectuée en 1999. Soit juste un an avant qu'il ne travaille officiellement pour Servier.

Le cas de Jean-Michel Alexandre sera jugé au cours du procès du Mediator. Celui-ci devait avoir lieu en 2015, il a été renvoyé à 2017. Jusqu'à l'issue de son procès, le professeur Jean-Michel Alexandre bénéficie de la présomption d'innocence.

Les solutions proposées par les autorités

La généralisation du plan de gestion des risques (PGR)

Les termes pourraient légitimement inquiéter : « plan de gestion des risques » évoque une attitude réactive plutôt que proactive. Après tous les récents scandales sanitaires, la première pensée qui vient à l'esprit lorsque l'on évoque une « gestion de risques » en matière de médicament, est qu'il est déjà trop tard. Pourtant, c'est exactement de l'inverse qu'il s'agit. Pour une fois, notre système de santé a mis en application le vieil adage qu'il vaut mieux prévenir que guérir.

Depuis 2005, tous les médicaments mis sur le marché en Europe, et donc en France, font l'objet d'une surveillance étroite dès l'examen initial qui a servi l'obtention de l'autorisation de mise sur le marché. Le principe est simple : s'assurer à long terme qu'un nouveau médicament ne provoque pas des effets secondaires graves.

La procédure est quasi automatique. Un plan de gestion des risques ne signifie donc pas qu'un médicament est plus dangereux qu'un autre. Les laboratoires, soucieux de ne pas effrayer les malades, insistent pour expliquer qu'au contraire, la mise sous PGR d'un médicament est une sécurité pour tous les consommateurs. Cela signifie que rien ne peut leur arriver. Ce n'est pourtant pas tout à fait exact. Au mieux, cela signifie que les consommateurs de ces médicaments sont plus surveillés et que, si effet secondaire il y a, leur prise en charge sera plus rapide.

Le PGR oblige le laboratoire à indiquer quels sont les effets indésirables qu'il connaît au sortir des essais cliniques, quels sont les patients qui ont été traités et quels sont ceux qui ont été exclus des essais, quelles sont les associations médicamenteuses étudiées et lesquelles ne l'ont pas été. Le laboratoire a donc une meilleure connaissance de quoi et de qui surveiller dès la mise sur le marché de son médicament.

Les types de médicaments concernés

Les médicaments concernés par les plans de gestion des risques (PGR) sont :

- les médicaments contenant une nouvelle substance active (même si elle ne montre aucune toxicité particulière) ;
- les produits génériques de médicaments eux-mêmes sous surveillance ;
- les médicaments déjà commercialisés pour lesquels des problèmes de sécurité d'emploi sont apparus ;
- les médicaments biosimilaires.

Ces médicaments sont soumis à des plans de gestion des risques :

- à l'initiative du titulaire de l'autorisation de mise sur le marché ;
- à la demande des autorités compétentes en cas de mise en évidence d'un risque nouveau, potentiel ou avéré ;

- à la suite d'une demande d'extension impliquant un changement significatif (nouveau dosage, nouvelle indication, nouvelle voie d'administration...).

La plupart des PGR sont établis au niveau européen. Mais les agences nationales peuvent à tout moment décider de placer elles-mêmes des PGR nationaux. À la fin de l'année 2014, 36 médicaments étaient ainsi placés en PGR (cf. liste dans le glossaire).

Les anticoagulants oraux directs sont un exemple de nouveaux médicaments placés sous PGR.

Un anticoagulant est utilisé pour fluidifier le sang et éviter la formation de caillots dans les vaisseaux sanguins (la thrombose). Le traitement par anticoagulant est particulièrement efficace pour lutter contre les embolies pulmonaires et les embolies cérébrales (AVC) causées par un caillot qui bloque la circulation sanguine. Il peut être également utile contre les phlébites. En France, plus de trois millions de patients prennent au moins un anticoagulant chaque année. Pour mémoire, l'infarctus cérébral (l'AVC ischémique) reste la troisième cause de mortalité en France.

Depuis 2009, de nouveaux anticoagulants oraux (les AOD pour anticoagulants oraux directs) sont apparus sur le marché. Ils représentent une alternative aux traitements plus anciens, les antivitamines K (AVK), réputées pour leur dangerosité. À l'heure actuelle, les antivitamines K restent la première cause d'hospitalisation en France pour effets indésirables graves (17 000 par an). En général, il s'agit d'hémorragies graves, voire mortelles. C'est donc tout naturellement que les nouveaux anticoagulants ont été placés immédiatement sous PGR par les autorités sanitaires.

En France, les trois anticoagulants oraux directs sous PGR sont le Pradaxa (dabigatran), le Xarelto (rivaroxaban) et l'Eliquis (apixaban).

Voici à quoi ressemble leur PGR :

	Dabigatran	Rivaroxaban	Apixaban
Risques identifiés	Hémorragies, troubles digestifs, hypersensibilité, porteurs de valves cardiaques	Hémorragies	Hémorragies et anomalies transitoires des tests hépatiques
Risques potentiels	Atteinte hépatique, infarctus du myocarde et embolie pulmonaire	Atteinte hépatique, pancréatique, rénale, et toxicité embryofoetale	Atteinte hépatique et erreurs médicamenteuses
Informations manquantes	Surdosage (Prise en charge en l'absence d'antidote), utilisation en pédiatrie...	Chirurgies orthopédiques non programmées, insuffisance rénale < 30 mL/min, prise en charge des surdosages, interactions médicamenteuses, femmes enceintes ou allaitantes, pédiatrie	Femmes enceintes ou allaitantes, chirurgie orthopédique post-traumatique, fibrillation atriale valvulaire et autres indications cardiologiques d'une anticoagulation, pathologie hépatique, patients ayant une insuffisance rénale sévère, pédiatrie

En novembre 2013, le bilan provisoire pour le Pradaxa mis sous PGR en décembre 2008 et pour le Xarelto mis sous PGR en mai 2009 est le suivant :

- Pradaxa : le suivi de tous les effets indésirables rapportés en France avec ce médicament retrouve 1 624 cas de patients victimes d'effets secondaires graves, parmi lesquels 11 % sont morts.
- Xarelto : sur 1 566 cas de patients victimes d'effets secondaires graves dont 8 % sont morts.

Conclusion officielle du suivi national de pharmacovigilance : les effets indésirables de ces médicaments sont ceux attendus. Leur commercialisation n'est pas remise en cause.

Une nouvelle arme contre les médicaments à risque : la mise sous surveillance renforcée

La crise du Mediator a obligé les autorités politiques et sanitaires à prendre conscience que le grand public risquait, si rien n'était fait, de perdre confiance en son système médical. Il fallait réagir. En 2013, soit trois ans après la révélation publique de l'affaire du Mediator, l'Agence française du médicament ainsi que son homologue européen, l'EMA, proposaient un nouveau pare-feu anti-scandale sanitaire : la mise sous surveillance renforcée de certains médicaments. Une mise sous surveillance en France mais aussi dans toute l'Europe.

La mesure est inédite et se veut radicale. Pour aller encore plus loin, un logo adéquat est obligatoirement apposé sur les boîtes de ces médicaments. Le logo doit être parfaitement compréhensible pour le plus grand nombre : un triangle noir. La phrase « Ce médicament fait l'objet d'une surveillance renforcée » est également imprimée sur la notice. Seul le Comité pour l'évaluation des risques en matière de pharmacovigilance (Prac) est missionné au niveau européen pour évaluer ces médicaments.

Comme pour les médicaments concernés par le plan de gestion des risques, ceux sous « surveillance renforcée » répondent à des critères précis. Ils doivent soit :

- contenir une nouvelle substance active autorisée dans l'Union européenne après le 1er janvier 2011 ;
- être un médicament biologique (vaccin ou médicament dérivé du sang par exemple) ;

- n'avoir qu'une autorisation de mise sur le marché conditionnelle (le laboratoire doit compléter les données de son médicament) ou n'avoir qu'une autorisation sous conditions exceptionnelles (le laboratoire n'est pas encore en mesure de fournir un ensemble complet des données) ;
- s'être vu demander par les autorités sanitaires de mener des études complémentaires concernant des effets secondaires rares.

Au 29 septembre 2015, 312 médicaments figurent sur cette liste mise à jour régulièrement par l'Agence européenne du médicament (cf. Annexe 1). Ces médicaments restent, au maximum, sur cette liste pendant cinq ans.

Le gendarme des effets secondaires : la pharmacovigilance

Le médicament a mauvaise presse. En moins de vingt ans, le monde pharmaceutique a perdu une grande partie du capital confiance que lui accordait le grand public. N'en déplaise aux syndicats des entreprises de médicaments, les Français ont cessé de croire aveuglément en leur médecine et en leurs médecins.

En 2014, une étude Ipsos pour le LEEM (principal syndicat des entreprises du médicament) indiquait que plus de huit Français sur dix se sentaient mal informés sur la balance bénéfices/risques et sur le processus de mise sur le marché des médicaments. Et 73 % déclaraient lire systématiquement la notice avant la prise d'un nouveau traitement. Le temps où la décision du médecin faisait office de loi pour le patient semble définitivement révolu.

Ce désamour profond est le résultat d'un processus dont il faut chercher les racines dans les « affaires » judiciaires, les crises sanitaires et les suspicions de corruption de ces dernières années.

Mais pas seulement. Internet et la diffusion de l'information « santé » ont également largement contribué à cette remise en question de l'omniscience du corps médical. Les sites de vulgarisation consacrés aux médicaments et à la santé en général font florès sur le Web. Et sont autant de vecteurs d'informations, vérifiées ou non, de témoignages, voire de rumeurs.

Pourtant, officiellement, tous les médicaments et leurs effets secondaires sont étroitement surveillés par l'État. Il s'agit de la pharmacovigilance. Un principe déjà vieux de près de 40 ans.

Encore plus de surveillance… en théorie

Les crises agissent souvent comme des accélérateurs de l'histoire. L'univers du médicament n'y échappe pas. Le drame du Thalidomide (voir le premier chapitre de cet ouvrage intitulé « Le Thalidomide, le médicament miracle d'après-guerre »), au début des années 1960, a profondément secoué le monde médical. Pour la première fois, la notion d'effets secondaires graves d'un médicament apparaissait au grand jour. L'Organisation mondiale de la santé (OMS) se devait de réagir. Ce sera la mise en place de nouvelles méthodes d'identification et de surveillance des effets indésirables des médicaments. L'idée de créer une structure permanente de pharmacovigilance venait de naître.

En France, les centres de pharmacovigilance présents au sein même de l'hôpital naissent en 1973. Il faut attendre 1984 pour que la déclaration par les médecins des effets indésirables inattendus ou toxiques soit rendue obligatoire. Ces déclarations ne peuvent être directement adressées à l'industrie pharmaceutique suivant le principe que l'on ne peut « être juge et partie », mais doivent être transmises à ces centres de pharmacovigilance. Oubliés dans un premier temps, les pharmaciens ainsi que les industriels du médicament seront eux aussi, à partir de 1995, tenus de fournir ces informations obligatoires.

La mission des centres régionaux de pharmacovigilance (CRPV) se décline en trois axes :

- le recueil et l'évaluation des informations sur les effets indésirables adressés par les professionnels de santé ;
- le renseignement et la diffusion d'information ;
- assurer une mission d'expertise et de recherche auprès du ministère de la Santé.

Autorités sanitaires contre laboratoires pharmaceutiques : un combat perdu d'avance ?

La question a le mérite d'être posée : « Qui du politique ou de l'économique a-t-il le dernier mot ? » Prenons quelques données brutes pour élaborer des pistes de réflexion.

En 2013, le chiffre d'affaires des 20 plus grandes entreprises pharmaceutiques mondiales (les *big pharmas*) était estimé à 460 milliards d'euros avec un bénéfice net de 112 milliards, soit une marge bénéficiaire de 24 %. À titre de comparaison, cette marge bénéficiaire oscille, dans l'industrie automobile, pour les marques les plus compétitives, entre 5 % et 10 %. En France, les groupes pharmaceutiques ont réalisé près de 53 milliards d'euros de chiffre d'affaires en 2014.

Dans le même temps, les budgets publics consacrés au secteur de la santé ne cessent de se contracter. En Europe, les laboratoires financent les essais cliniques de leurs médicaments mais pas seulement. Ils financent également une grande part du budget de la pharmacovigilance de l'Agence européenne du médicament. En 2013, cette part s'élève à 85 % ! Est-ce un hasard si le Conseil économique et social européen s'est déclaré officiellement inquiet de cette situation : « De telles procédures d'évaluation devraient s'effectuer indépendamment des redevances versées par l'industrie pharmaceutique et exclusivement dans l'intérêt des patients. Les dépenses correspondantes devraient donc être couvertes par le budget de l'Union. »

Le rapport de force entre les États et l'industrie pharmaceutique semble profondément biaisé. Pour l'Europe notamment. De fait, et par la faute du manque de moyens financiers des gouvernements, les laboratoires disposent de nombreux atouts pour faire valider leurs nouveaux médicaments par les différentes commissions étatiques. Ce sont ces laboratoires qui, seuls, possèdent l'intégralité des données concernant leurs médicaments, eux encore qui réalisent les tests et eux qui financent les organes chargés de les surveiller. Une telle situation inéquitable n'est tolérable que si l'on parie sur la bienveillance et l'éthique de l'industrie pharmaceutique. Les multiples scandales impliquant cette industrie n'y aident pas.

2011 : la crise du système de pharmacovigilance

La France est protégée. Les crises sanitaires passées, telles que celles révélées par le Thalidomide, ne pourront plus se répéter. Le maillage des 31 centres régionaux de pharmacovigilance fonctionne et a fait ses preuves. Mieux, elle est une sorte de référence au niveau européen. Comme le notait un rapport du Sénat en 2006, ne se classe-t-elle pas en deuxième position derrière le Royaume-Uni en matière de taux de notification d'effets indésirables ?

L'affaire du Mediator, qui éclate en 2011, va balayer toutes ces certitudes. Les patients découvrent avec stupeur que très peu d'effets indésirables sont notifiés aux centres régionaux de pharmacovigilance. On parle de seulement 5 %. Les professionnels de santé ne jouent pas le jeu et rechignent à remonter l'information transmise par leurs malades. Dans son rapport de 2011, l'Inspection générale des affaires sociales (IGAS) reconnaît que « la pharmacovigilance française n'a adapté ni ses méthodes, ni ses outils au fil du temps ». Sa conclusion est sans appel : « Des réformes d'ampleur s'imposent ! »

La solution préconisée : simplifier et faciliter la notification et surtout élargir le champ des notificateurs. En clair, les malades peuvent envoyer directement leurs alertes aux centres régionaux de pharmacovigilance.

Cinq ans après l'affaire du Mediator, où en est la pharmacovigilance française ? La réponse est alarmante : rien n'a réellement changé. Le système français repose toujours sur la notification spontanée des professionnels de santé, des laboratoires ainsi que des patients. À ceci près que les risques de « passer à côté » d'effets indésirables graves rendent les autorités sanitaires particulièrement nerveuses. Il est hors de question de revivre le psychodrame « Mediator ».

Dès lors, à la moindre alerte, à la moindre suspicion sur un médicament, le ministère de la Santé réagit avec force au risque de sur-réagir. La promesse des responsables du système de santé du « plus jamais ça » s'avère pourtant irréaliste et intenable. D'autant plus qu'un médicament est et restera toujours potentiellement dangereux. Le risque zéro n'existe pas. De l'excès de confiance dont bénéficiait la médecine au XXe siècle, nous sommes entrés dans un excès de défiance, voire un rejet. Une situation qui se nourrit des carences – et elles sont encore trop nombreuses – de notre système de santé et des incompétences ou des attitudes mafieuses d'une minorité d'acteurs de notre système de santé.

C'est dans ce contexte de méfiance généralisée que les médias, les associations de patients et les réseaux sociaux vont mettre le feu aux poudres en janvier 2013 sur un nouveau présumé « scandale » : la pilule Diane 35.

Crise de la pilule Diane 35 ou le syndrome « Mediator »

Tout commence par un article du *Figaro* de janvier 2013 aussitôt relayé par les autres médias. Le quotidien y révèle un document confidentiel interne de l'Agence française du médicament sur Diane 35, un traitement contre l'acné du laboratoire allemand Bayer. Diane 35 est également utilisée comme contraceptif. Selon ce rapport, Diane 35 aurait causé la mort de 7 femmes en 26 ans. Des femmes décédées de thromboses veineuses.

Immédiatement le doute s'installe et s'étend à l'ensemble des pilules contraceptives de troisième et quatrième générations. Et s'il y avait plus de morts cachés ? Des chiffres ne tardent pas à circuler. Il est question de 47 accidents graves, dont deux décès en quatorze ans. Le tout sur une population de 800 000 consommateurs de ce médicament. Un grand quotidien national extrapole ces données sur l'ensemble de la population française et affirme qu'en tout ce sont 165 femmes de 15 à 25 ans qui ont été tuées par ces pilules.

Le directeur de l'Agence française du médicament de l'époque, Dominique Maraninchi, reconnaît à son tour que les chiffres officiels sont « sous-évalués ». Ses services estiment même que très certainement entre 15 et 30 femmes meurent chaque année à cause de la pilule.

Pour les milliers de femmes qui utilisent quotidiennement ce moyen de contraception, l'angoisse est totale.

La remise en question de la pharmacovigilance française

Immédiatement, le travail des centres de pharmacovigilance se retrouve sur la sellette. Le lynchage médiatique peut commencer.

Même la ministre de la Santé, Marisol Touraine, y participe. Le 26 février 2013, elle déclare à l'Assemblée nationale : « À l'évidence, notre dispositif de pharmacovigilance n'est pas adéquat, car il ne nous permet pas d'anticiper les situations à risque. » Et enjoint la Direction générale de la santé à lui faire des « propositions concrètes » pour que ce système évolue.

Dans ce brouhaha médiatico-politico-sanitaire, la défense du laboratoire Bayer reste inaudible. Qui entend quand Bayer indique que le risque de formation de caillot dans le sang était « connu et clairement indiqué » dans la notice de Diane 35 ? Personne. En tout cas pas l'Agence française du médicament qui suspend Diane 35 et ses génériques du marché français sous prétexte que le rapport bénéfices/risques est devenu défavorable. Trois mois plus tard, en mai 2013, les autorisations de mise sur le marché de Diane 35 et de ses génériques sont retirées. Bayer est obligé de prendre acte mais ne cache pas sa surprise. Le groupe pharmaceutique déclare dans un communiqué : « Diane 35 est commercialisé dans 116 pays depuis plus de 25 ans pour le traitement de l'acné chez la femme et il n'a jamais fait l'objet de retrait d'autorisation de mise sur le marché pour des raisons de sécurité. À notre connaissance, il n'existe pas de nouvelles preuves scientifiques susceptibles de conduire à une modification de l'évaluation bénéfices/risques positive de Diane 35. »

Camouflet pour la ministre de la Santé

L'Agence européenne du médicament va donner raison à Bayer. Et obliger la France à se dédire. Europe oblige, retirer une autorisation de mise sur le marché à un médicament ne peut se faire de manière isolée. En clair, pour que la France puisse retirer son autorisation à Diane 35, l'Agence européenne du médicament doit donner son accord. Paris lance donc une procédure européenne pour obtenir la réévaluation du rapport bénéfices/risques de Diane 35. Ce sera un échec. La Commission européenne est formelle : ce rapport reste positif. Le 1er août 2013, soit moins de six mois après le début de la crise Diane 35, la France doit remettre ce médicament sur le marché. La ministre de la Santé tente de faire bonne figure. Au micro d'une grande radio nationale, elle exprime même sa satisfaction : « L'Agence européenne a considéré que des restrictions devaient être apportées à la prescription de Diane 35 [...], que ce médicament présente un intérêt pour certaines formes d'acné, mais qu'il ne peut en aucun cas être prescrit comme c'était le cas auparavant. » Marisol Touraine oublie simplement de préciser que ses services venaient juste de retirer l'autorisation de mise sur le marché de ce médicament.

En conclusion, c'est le retour à la case départ. Diane 35 est toujours en vente dans les pharmacies françaises mais l'État demande aux médecins de ne plus le prescrire comme moyen de contraception. Exactement comme c'était le cas avant l'éclatement de la psychose anti-pilule 3e et 4e générations.

Le cas de l'Avastin : excès de prudence ou entente entre deux laboratoires ?

L'univers pharmaceutique ne manque pas de surprises. Alors que l'on pourrait s'attendre à ce qu'un laboratoire tente tout ce qui est possible, dans la légalité bien entendu, pour voir l'un de ses médicaments devenir un *block-buster*, un des leaders mondiaux du secteur prouve le contraire.

Comme nous l'avons vu, l'autorisation de mise sur le marché est un préalable à la commercialisation d'un produit pharmaceutique. Ce sésame peut à de rares occasions voir son champ d'utilisation élargi. Il s'agit de la RTU (recommandation temporaire d'utilisation) qui permet une prescription temporaire d'un médicament dans une nouvelle indication, au lieu d'attendre qu'aboutisse le long processus d'autorisation de mise sur le marché[1].

Une RTU n'est possible que dans deux cas :

- pour combler un besoin thérapeutique non couvert par un médicament disposant d'une autorisation de mise sur le marché ;
- si le rapport bénéfices/risques du médicament est présumé favorable à partir de données scientifiques disponibles d'efficacité et de sécurité.

D'un point de vue purement commercial, pour le laboratoire propriétaire, cet élargissement est une bonne nouvelle car elle offre de nouvelles opportunités de ventes. D'un point de vue sanitaire, il existe un risque de déclencher de nouveaux effets secondaires qui n'auraient pas été forcément décelés pendant les essais cliniques. Diane 35, l'anti-acnéen utilisé, mais hors autorisation de mise sur le marché, comme contraceptif, illustre parfaitement ce risque. Néanmoins, si c'est un État et ses services de santé qui prennent la décision d'élargir l'autorisation d'un médicament, le laboratoire peut s'estimer protégé.

Pour le laboratoire suisse Roche, cela n'est pas suffisant. Roche appartient à la caste des *big pharmas,* les plus gros laboratoires au monde. Avec un chiffre d'affaires en 2014 de 49,8 milliards de dollars, le laboratoire se situe à la troisième place, juste derrière son compatriote Novartis.

1. Au 9 janvier 2016, neuf médicaments relèvent d'une RTU : Avastin, Circadin, Lioresal et Baclofène (même molécule), Remicade, Roactemra, Stelera, Velcade, Verapamil.

Roche est le propriétaire de l'Avastin (bevacizumab). Ce médicament dispose d'une AMM européenne dans le traitement de différents cancers (colorectal, sein, rein, ovaire...) en perfusion par voie intraveineuse. Il est également utilisé, hors AMM, c'est-à-dire sans autorisation légale, pour le traitement de la forme néovasculaire de la DMLA (la dégénérescence maculaire liée à l'âge), une maladie chronique de la rétine qui entraîne une perte progressive de la vision centrale.

Un médicament bon marché et efficace

L'Avastin, en plus d'être efficace, coûte vingt fois moins cher que le Lucentis (des laboratoires Novartis), le médicament anti-DMLA le plus utilisé. Une injection d'Avastin revient à 30 euros quand le Lucentis est facturé 738,69 euros (avec un taux de remboursement de 100 %). Pour mémoire, selon la Caisse nationale d'assurance maladie, le Lucentis a été en 2014 le quatrième médicament en France le plus remboursé. Il a coûté 318,3 millions d'euros à la Sécu. Une baisse notoire puisqu'en 2013, le Lucentis était en tête des médicaments de ville avec 441,9 millions d'euros.

En toute logique, en mars 2015, l'Agence française du médicament a lancé une procédure de RTU (recommandation temporaire d'utilisation) afin d'encadrer l'utilisation de l'Avastin en ophtalmologie. Sans surprise, la Commission d'évaluation initiale valide le rapport bénéfices/risques de l'Avastin. Reste à obtenir l'accord de Roche pour qu'enfin son médicament soit légalement utilisé dans le traitement de la DMLA.

Et là... contre toute attente, Roche refuse ! Trop risqué, estime le laboratoire suisse qui explique dans un communiqué daté du 22 juin 2015, que « l'Avastin n'est autorisé dans aucun pays au monde pour un usage ophtalmique ». De plus, continue-t-il,

« la forme pharmaceutique actuelle d'Avastin n'est pas adaptée à une administration intravitréenne. Cette solution ne contient pas de conservateur et un reconditionnement comporte, entre autres, un risque de contamination bactérienne, notamment en l'absence de conservateur ».

Parfaitement averti des enjeux financiers soulevés par ce cas – l'assurance maladie pourrait économiser au moins 200 millions d'euros par an –, Roche n'hésite pourtant pas à donner une leçon d'éthique à la France : « Nous sommes conscients des contraintes budgétaires qui pèsent sur le budget de l'État et de la nécessité de trouver des sources d'économie. Mais aucun compromis ne doit être fait sur la qualité de l'offre scientifique et médicale ni sur la protection de l'intérêt du patient, tout particulièrement quand des alternatives thérapeutiques autorisées existent. » Alternative incarnée par le Lucentis des laboratoires Novartis, société suisse également.

Petits arrangements entre labos amis ?

Il y a peut-être une explication à la réaction de Roche. Le Lucentis et l'Avastin ont tous les deux été développés par Genentech, une filiale de Roche. Roche a conservé l'Avastin et a concédé l'exploitation du Lucentis en Europe à Novartis. Pourquoi ? Il faut savoir que Novartis détient 33,3 % du capital (soit la minorité de blocage) de Roche. Le laboratoire perçoit ainsi des *royalties* sur la vente du Lucentis de Novartis. De là à envisager une entente illicite entre les deux laboratoires pour que l'Aventis ne vienne pas concurrencer le Lucentis, il n'y a qu'un pas qu'a franchi le ministère de la Santé italien. Celui-ci réclame aux deux laboratoires suisses 1,2 milliard d'euros de dédommagements pour entente illégale de 2012 à 2014. Cette demande fait suite à une enquête préliminaire à l'encontre de cadres des deux laboratoires pour « association à visée criminelle, corruption, escroquerie, dommages à l'État, agiotage ».

La justice italienne accuse clairement Roche et Novartis d'avoir « conclu un accord illicite » pour empêcher l'utilisation de l'Avastin. En décembre 2014, une première condamnation est tombée. Le Tribunal administratif (TAR) du Latium (région d'Italie centrale dont la capitale est Rome) confirmait la décision des autorités italiennes de la concurrence qui avait infligé six mois plus tôt une amende de 182,5 millions d'euros aux deux laboratoires, 90,5 millions d'euros pour Roche et 92 millions pour Novartis. Le motif était que les deux laboratoires avaient tenté d'empêcher l'usage de l'Avastin contre la DMLA. Immédiatement, Novartis faisait appel de cette condamnation. Le 13 janvier 2016, le Tribunal administratif régional du Latium rend sa décision définitive : l'appel de Novartis est définitivement rejeté.

Le coup de semonce italien ne dissuade pas Roche de continuer de s'opposer à la commercialisation de son médicament en France. Sûr de son bon droit, le laboratoire refuse de mettre en danger les malades. Ou du moins d'en être responsable devant la justice. Roche, dans un nouveau communiqué, propose alors à l'Agence française du médicament d'endosser toutes les responsabilités juridiques des effets secondaires éventuels : « Roche ne s'opposerait pas à une éventuelle RTU édictée et mise en œuvre sous la seule responsabilité de l'ANSM (Agence française du médicament), sans intervention de Roche, ni aucune nouvelle obligation mise à sa charge. » À Roche les bénéfices financiers de la vente de son médicament contre la DMLA, à l'Agence française du médicament les risques judiciaires liés à d'éventuels effets secondaires graves. L'Agence française du médicament refuse à son tour la proposition de Roche et décide de passer en force.

Le 24 juin 2015, Dominique Martin, le directeur général de l'Agence française du médicament signe la RTU de l'Avastin avec entrée en vigueur le 1er septembre 2015 pour une durée de trois ans renouvelable. Et intime à Roche de fournir son médicament à la France. Le laboratoire suisse contre-attaque en saisissant le Conseil d'État français le 20 août 2015 par une requête en référé et une autre requête au fond. L'entreprise pharmaceutique demande au juge des référés du Conseil d'État d'ordonner la suspension de l'exécution de la décision de l'Agence nationale de sécurité du médicament et des produits de santé du 24 juin 2015. Et par la même occasion de condamner l'État à verser la somme de 5 000 euros pour remboursement des frais d'avocats.

Dans les documents remis au Conseil d'État, Roche justifie cette action en référé « dès lors que l'utilisation du médicament Avastin pour traiter la DMLA néovasculaire est inutile d'un point de vue thérapeutique et présente un risque avéré pour les patients portant ainsi une atteinte grave et immédiate à la santé publique ».

Le 21 septembre 2015, les magistrats rendent leur arrêt : la requête de la société Roche est rejetée. Le Conseil d'État estime que les autorités françaises ont parfaitement le droit d'élargir l'utilisation d'un médicament au-delà de ce que prévoit son autorisation intitiale de mise sur le marché. C'est un nouvel échec pour le laboratoire suisse qui ne dépose pas pour autant les armes. Dans un communiqué officiel publié quelques heures après la décision en référé du Conseil d'État, Roche rappelle qu'il ne s'agissait que d'une première bataille : « Nous attendons à présent que le Conseil d'État se prononce définitivement sur le fond quant à la légalité de la RTU prise sur l'Avastin et le décret autorisant la mise en place de RTU en présence d'alternatives thérapeutiques. »

Dans son combat contre les autorités françaises, Roche peut compter sur le soutien d'autres laboratoires européens. Le 31 août 2015, la Fédération européenne des industries et associations pharmaceutiques (Efpia), l'Association européenne pour les bio-industries (Europabio) et la Confédération européenne des entrepreneurs pharmaceutiques (Eucope) déclarent dans un communiqué commun qu'elles engagent une action contre la France devant la Commission européenne. Elles reprochent à Paris de contredire la jurisprudence de la Cour de justice européenne qui interdit aux États membres de soutenir des prescriptions hors-AMM pour des raisons économiques. « Il n'est tout simplement pas acceptable que les dirigeants politiques préoccupés par le niveau des dépenses de santé passent des lois qui, non seulement contredisent la législation de l'Union européenne (UE), mais aussi mettent en péril l'ensemble du système de régulation de l'UE visant à garantir aux patients les normes de sécurité les plus élevées », s'emporte dans ce communiqué le directeur général de l'Efpia, Richard Bergstrom.

Qui nous informe des effets secondaires d'un médicament ?

Comment connaître les effets secondaires d'un médicament ? Et comment être sûr de la fiabilité des informations transmises ? Autant de questions légitimes que le patient devenu un consommateur de santé est en droit de se poser. Pourtant, les réponses se révèlent complexes. Résumons les points sous-jacents qu'elles mettent en lumière.

Selon le type de médicament, le malade bénéficie de trois sources successives d'information : le médecin, le pharmacien et le laboratoire, ce dernier *via* la notice insérée dans la boîte du médicament. Si le médicament est disponible sans prescription, les sources d'information se réduisent à deux (le laboratoire et le pharmacien) même si, à la demande du patient, le médecin peut à tout moment fournir lui aussi une information détaillée. La démarche de demander conseil à son médecin au sujet d'un médicament acheté sans ordonnance reste toutefois relativement rare. Si le médicament était un jour vendu en grande surface, il ne subsisterait plus qu'une seule source (le laboratoire). Autant dire tout l'intérêt porté à cette fameuse notice.

À ces sources classiques s'en ajoute une nouvelle : l'information médicale 2.0 au travers des sites Internet, plus ou moins sérieux, de vulgarisation médicale. Nombre d'entre nous ont désormais le réflexe de taper leurs symptômes dans un moteur de recherche ou bien de renseigner le médicament prescrit pour en savoir plus. Les forums regorgent de témoignages, parfois anxiogènes, sur les effets de telle ou telle molécule.

Le médecin, pierre angulaire de l'information

Le médecin est censé être le lien naturel entre le malade et le traitement qui lui est fourni. C'est en effet le médecin qui diagnostique la maladie et prescrit le ou les médicaments pour soigner la pathologie. Il est le premier interlocuteur sur lequel repose ce devoir d'informer le malade des effets du traitement qu'il a choisi. L'étendue de l'information délivrée est liée à la spécialité du praticien. Par exemple, on ne peut attendre d'un médecin généraliste – omnipraticien – le même niveau de connaissance d'un médicament à visée neurologique qu'un médecin spécialiste en neurologie. Le patient est légitimement dans l'attente d'une information plus pointue lorsqu'il consulte un spécialiste. Le dénominateur commun de l'ensemble des professionnels de santé reste qu'ils sont tous redevables d'une information.

Une obligation légale d'informer

Les médecins ont l'obligation d'informer leurs patients. Cette obligation figure dans le Code de déontologie médicale : « Le médecin doit à la personne qu'il examine, qu'il soigne ou qu'il conseille une information loyale, claire et appropriée sur son état, les investigations et les soins qu'il lui propose. »

Cette obligation a été consacrée à l'article L. 1111-2 du Code de la santé publique qui dispose :

> « Toute personne a le droit d'être informée sur son état de santé. Cette information porte sur les différentes investigations,

traitements ou actions de prévention qui sont proposés, leur utilité, leur urgence éventuelle, leurs conséquences, les risques fréquents ou graves normalement prévisibles qu'ils comportent ainsi que sur les autres solutions possibles et sur les conséquences prévisibles en cas de refus. Lorsque, postérieurement à l'exécution des investigations, traitements ou actions de prévention, des risques nouveaux sont identifiés, la personne concernée doit en être informée, sauf en cas d'impossibilité de la retrouver.
Cette information incombe à tout professionnel de santé dans le cadre de ses compétences et dans le respect des règles professionnelles qui lui sont applicables. Seules l'urgence ou l'impossibilité d'informer peuvent l'en dispenser.
Cette information est délivrée au cours d'un entretien individuel...
En cas de litige, il appartient au professionnel ou à l'établissement de santé d'apporter la preuve que l'information a été délivrée à l'intéressé dans les conditions prévues au présent article. Cette preuve peut être apportée par tout moyen. »

L'évolution de cette obligation d'information a été très progressive et s'est adaptée au besoin accru d'informations exigées par les patients. Le tournant se situe dans les années 2000 lorsque la justice a considéré que le médecin devait désormais apporter la preuve qu'il avait bien dispensé au patient les informations nécessaires. Le patient n'est ainsi plus un être passif acceptant de prendre tel ou tel médicament sans discuter. Il demande à comprendre son traitement, il est devenu un « consommateur » avisé.

Le médecin peut-il, doit-il, tout dire à son patient ?

Il y a quelques années, en 1997, le Comité national d'éthique attirait l'attention sur les inconvénients d'ordre psychologique liés à une information ressentie « comme une menace inconnue, diffuse, qui peut inciter à un comportement irrationnel dangereux pour le malade lui-même et pour la société ». Dans cette approche, le patient était incapable de comprendre et d'appréhender l'information. Il convenait de le laisser dans l'inconnu, à charge pour lui de faire entièrement confiance à son médecin. Même si cette approche « paternaliste » est aujourd'hui considérée comme dépassée, qui ne s'est pas un jour retrouvé face un professionnel de santé refusant de détailler des effets secondaires, car le patient « ne peut pas comprendre » ? Pire, certains diront que le patient « ne doit pas savoir ». Cette attitude n'est plus admissible au regard des textes du Code de santé publique. Le médecin ne peut, par principe, refuser d'informer. Tout au plus doit-il adapter l'information à son interlocuteur.

Quelle information doit-il délivrer ?

Même quand les praticiens sont disposés à transmettre aux patients les informations en leur possession, il subsiste un problème de taille : ces médecins disposent-ils eux-mêmes de cette information ? C'est là que le bât blesse. Dans le cas particulier des médicaments, deux conceptions du devoir d'information peuvent être retenues.

La première voudrait que le professionnel de santé soit simplement tenu de délivrer les informations inscrites dans le « résumé des caractéristiques du produit » (réservé au professionnel) et dans le Vidal, dictionnaire médical français de référence. Il s'agit d'une approche minimaliste du devoir d'informer. En cas de problème avec un effet inédit, le médecin aurait beau jeu de soutenir que ladite information ne lui était pas accessible. Après tout, on peut le comprendre : si ni le résumé des caractéristiques du produit ni le Vidal ne mentionnent tel effet, pourquoi et surtout comment le médecin devrait-il en savoir plus ? La question ne manque pas de pertinence ! Surtout si l'on considère que ces documents font office de mètres-étalons des connaissances.

La seconde conception voudrait que le professionnel de santé adopte un comportement de chercheur et se mette en quête de l'information, par la lecture des nombreuses revues médicales ou encore la participation à des colloques. La médecine évolue ; n'est-ce pas aussi le rôle d'un professionnel qui a la vie de son patient entre les mains d'être constamment à la pointe de la connaissance sans attendre la transcription des données dans le résumé des caractéristiques du produit ou dans le Vidal ? Pour le patient, cette approche est plus sécurisante : le médecin sera, en quelque sorte, toujours sur le qui-vive et devra se tenir au courant de toute nouvelle donnée avant même sa prise en considération par les autorités sanitaires.

Comment choisir entre ces deux conceptions ? Sans doute faut-il écouter la raison. Se contenter de la notice et du Vidal apparaît largement insuffisant compte tenu des attentes actuelles du patient. Dans le même temps, exiger du médecin qu'il sache tout sur tout serait tout aussi exagéré. Comment un médecin pourrait-il avoir connaissance de tout ce qui est écrit dans toutes les revues médicales du monde entier – sans parler du temps à consacrer à cette lecture et du coût financier ? Par exemple, peut-on reprocher à un médecin exerçant en France de n'avoir pas lu un article publié dans une revue suédoise mentionnant les nouveaux effets secondaires d'une molécule ?

Sur cette question, les tribunaux font preuve de bon sens : le médecin doit informer son patient des « risques connus selon les données acquises de la science ». Cette référence aux « données acquises de la science » ne veut pas dire que le risque doit être reconnu par l'ensemble de la communauté scientifique pour être transmis aux patients. Il suffit qu'il soit signalé dans des publications pour être suspecté et devenir une « donnée acquise de la science ». L'exigence des tribunaux est bien entendu adaptée en fonction de la spécialité du médecin mis en cause. Ainsi, un risque non indiqué dans le résumé des caractéristiques du produit mais repris dans des revues accessibles au praticien ne pourra pas être négligé par celui-ci. Cette précision est d'autant plus essentielle lorsque l'on sait que les délais de mise à jour des notices pour indiquer de nouveaux risques sont relativement longs, de l'ordre de plusieurs mois.

Paradoxalement, à l'heure d'Internet, alors que tout un chacun a accès à une multitude d'informations médicales, le rôle du médecin n'a sans doute jamais été aussi essentiel. Il lui appartient de donner à son patient les bonnes informations sur les effets secondaires afin d'éviter l'impact anxiogène de la lecture de multiples sites pseudo-médicaux. Mais le travail du médecin se révèle assurément difficile. Il dispose en moyenne de 15 minutes pour établir un diagnostic et prescrire le traitement. Pendant ce laps de temps, la loi l'oblige à transmettre sous forme intelligible – c'est-à-dire adaptée – les données sur les possibles effets négatifs du traitement. Si une complication survient, le patient ne l'acceptera pas s'il n'y a pas été sensibilisé par le médecin. Il lui reprochera, à raison, de l'avoir tenu dans l'ignorance. Ce reproche peut être l'amorce d'un contentieux prenant comme fondement le défaut d'information.

Alors, quelle trace garder ?

Informer est une chose, en garder une trace écrite en est une autre. En cas de contentieux, la loi impose au professionnel de santé de prouver qu'il a délivré cette information. Inutile bien entendu de compter sur le patient à ce stade : s'il engage un contentieux, c'est précisément qu'il considère ne pas avoir été suffisamment ou bien informé. La preuve se trouve dans le dossier médical. Il est habituel d'entendre la même litanie chez les médecins à ce sujet : ils n'ont pas le temps de compléter le dossier en mentionnant l'ensemble les informations échangées durant la consultation, surtout les effets secondaires. Alors, ils se contentent pour la plupart de noter la pathologie diagnostiquée et le traitement mis en place. Rien sur les effets prévisibles du traitement. Pourtant, pour se protéger, il suffirait de quelques lignes dans le dossier précisant par exemple que le praticien a mentionné durant la consultation tel effet fréquent ou grave et la conduite à tenir. En cas de contentieux, le dossier médical sera une pièce essentielle produite aux débats et soumis à la lecture de toutes les parties et du tribunal. Quelle que soit la parole d'honneur du professionnel de santé, si le dossier ne porte pas la trace d'une information sur les effets secondaires, sa responsabilité risque d'être engagée. Par faveur pour les médecins, la loi consent que la preuve d'une information délivrée soit rapportée par « tous moyens » : formulaire signé par le patient, nombre d'entretiens, mentions dans le dossier médical. Et attention, le médecin ne peut pas se contenter de renvoyer son patient à la lecture de la seule notice. C'est lui qui assume en premier lieu la délivrance de cette information.

Cela étant dit, le fait qu'un patient se plaigne de n'avoir pas reçu toutes les données sur les effets secondaires de son médecin n'est pas une condition suffisante pour obtenir une indemnisation. Le patient doit établir qu'il aurait refusé le traitement s'il avait été correctement informé des risques. Ainsi, si le tribunal a la conviction que le patient, même mieux informé, n'aurait pas refusé de se soumettre au traitement, l'indemnisation sera refusée. Tout au plus le patient pourra-t-il solliciter la prise en compte d'un préjudice dit « d'impréparation » lorsque le risque omis par le professionnel de santé s'est réalisé. Dans cette hypothèse, les tribunaux allouent des indemnités qui peuvent atteindre quelques milliers d'euros pour le préjudice moral.

Cependant, le médecin n'est pas le seul à informer. Il est aidé dans ce rôle par le pharmacien.

Le pharmacien, autre acteur de l'information

Si le médicament est disponible en pharmacie, un deuxième protagoniste entre en scène : le pharmacien. On l'oublie peut-être mais le pharmacien n'est pas qu'un simple distributeur de produits : il est tenu d'en expliquer l'usage et d'attirer l'attention sur leurs effets. Mais ce n'est pas tout.

Le code de déontologie des pharmaciens, qui ressort lui-même du Code de la santé publique, stipule clairement qu'à tout moment, le pharmacien peut refuser de vendre un médicament s'il estime que celui-ci peut mettre la santé d'un malade en danger. Même quand le médicament est prescrit sur ordonnance. Dans ce cas, le pharmacien doit informer le prescripteur de son refus et le mentionner sur l'ordonnance. Quand le pharmacien intervient après le médecin, il va pouvoir compléter l'information délivrée, insister peut-être sur certains effets. Il vaut mieux un patient informé deux fois par deux personnes différentes que jamais ! L'enjeu pour ce professionnel est de jauger la quantité d'information à délivrer. Ni trop, avec son effet anxiogène, ni trop peu au risque que le patient ne décèle pas le lien entre l'effet ressenti et le médicament prescrit. Car s'il est clair qu'une information correctement diffusée n'empêchera jamais la survenance d'un effet secondaire, en revanche, elle permettra au patient de réagir rapidement parce qu'il aura pu établir le lien entre l'événement et la prescription. À charge alors pour le patient de relayer cette information au pharmacien ou au médecin. Pour l'heure, la responsabilité des pharmaciens n'est quasiment jamais recherchée par les patients qui concentrent leur action à l'encontre du médecin ou du laboratoire. Cette responsabilité n'est pas rentrée dans les mœurs. Pas encore ?

Pour l'instant, toute l'attention se reporte sur le laboratoire qui est censé connaître mieux que quiconque sa molécule.

Le laboratoire et la notice, acteurs essentiels de l'information

Au minimum, même quand il n'a pas besoin d'un médecin ou d'un pharmacien pour obtenir un médicament, le patient dispose d'une source pour connaître les effets secondaires de son traitement : le fabricant, c'est-à-dire le laboratoire. C'est lui qui délivre cette information sous la forme d'une notice insérée dans chaque emballage. La notice se distingue du résumé des caractéristiques du produit (RCP), plus particulièrement destiné aux professionnels de santé.

Cette notice est obligatoire. Elle doit comporter les informations suivantes :

- la composition du médicament ;
- les indications thérapeutiques ;
- l'énumération des informations nécessaires avant la prise du médicament ;
- les instructions nécessaires au bon usage ;
- la description des effets indésirables ;
- les conditions de conservation ;
- les bénéfices du traitement mais aussi les risques qui y sont liés et les moyens de les éviter ou de les minimiser.

Autant de données absolument primordiales pour le patient mais malheureusement pas toujours intelligibles. Difficile pour le commun des mortels de s'y retrouver dans ces termes scientifiques écrits en petits caractères sur des notices qu'il faut déplier telles des cartes routières. Mais n'est-ce pas une image d'Épinal ?

Les notices soumises à un test de lisibilité

Dans un souci de lisibilité et de plus grande clarté, des recommandations ont été établies au niveau européen pour que ces notices soient rédigées de manière compréhensible. Notamment en utilisant des polices de caractères plus faciles à lire. L'Agence française du médicament a aussi édicté des conseils pour l'élaboration des notices. L'agence souligne la nécessité d'éviter tout langage complexe et, *a fortiori*, le jargon médical. Les informations seront transcrites dans un langage courant non spécialisé. Une attention particulière est portée à la mention des effets indésirables qui seront exprimés « *avec un libellé compréhensible par les patients, suivi du terme médical correspondant entre parenthèses* ».

De plus, les effets indésirables apparaissent sous forme de fréquence d'apparition :

- très fréquent pour les effets survenant chez 1 patient sur 10 ;
- fréquent pour les effets survenant de 1 patient sur 100 à 1 patient sur 10 ;
- peu fréquent pour les effets survenant de 1 sur 1 000 à 1 sur 100 ;
- rare pour les effets survenant de 1 à 10 000 à 1 sur 1 000 ;
- très rares lorsque les effets ne dépassent pas 1 cas sur 10 000.

Pour s'assurer que le projet de notice est conforme aux canons édictés, le dossier présenté à la commission d'autorisation de mise sur le marché comprend désormais un « test de lisibilité ». Des cobayes sont recrutés pour s'assurer qu'un individu lambda est capable de trouver, de comprendre et de mettre en application les informations concernant le médicament en question. Le test est réussi si 90 % des adultes sachant lire et écrire ont localisé les informations et les ont comprises. Encore que… L'Agence française du médicament propose une méthode de calcul du pourcentage de réussite un peu différente. Le test est réputé réussi si 90 % du panel a pu localiser les informations et si 90 % de ces personnes ont pu les comprendre… ce qui revient à se satisfaire d'un taux de bonnes réponses de 80 %. Concrètement, pour deux tests portant chacun sur 10 participants, 16 participants sur 20 devront trouver, comprendre et utiliser les informations. Pour les 4 autres, tant pis.

Plusieurs prestataires proposent de faire réaliser ces tests et de communiquer un dossier clé en main au laboratoire qu'il n'aura plus qu'à glisser dans sa demande d'AMM. Les cobayes reçoivent un dédommagement parfois sous la forme d'un chèque cadeau de 20 euros pour 45 minutes consacrées au test.

Des notices à rallonge…

Si le bénéfice pour le patient est incontestable, la lecture exhaustive de l'ensemble des effets indésirables figurant sur certaines notices donne le vertige. Prenons l'exemple d'un antipaludéen, le Lariam du laboratoire Roche contenant de la méfloquine. La molécule agit en détruisant les parasites responsables du paludisme.

La notice mentionne une liste impressionnante d'effets secondaires :

> « Lariam peut entraîner des troubles neuropsychiatriques graves chez certains patients.
> Informez immédiatement votre médecin si vous ressentez l'un des effets suivants pendant le traitement avec Lariam :
> • Comportement inhabituel ou changement inhabituel de l'humeur
> • Cauchemars, rêves anormaux, insomnies
> • Confusion mentale
> • Troubles de l'attention

- Dépression
- Anxiété sévère ou attaque de panique
- Agitation, nervosité, agressivité (sentiment de colère nouveau ou aggravé)
- Idées suicidaires ou comportement de mise en danger de soi-même
- Sentiments de défiance envers autrui (paranoïa)
- Psychose (perte de contact avec la réalité)
- Vision ou bruit des choses qui n'existent pas (hallucinations)

Veuillez consulter immédiatement un médecin si vous ressentez ces troubles neuropsychiatriques pendant le traitement avec Lariam. Lariam doit être immédiatement arrêté et votre médecin reconsidérera votre traitement. »

Mais ce n'est pas tout !

« Lariam peut entraîner d'autres effets indésirables potentiellement graves. Si vous ressentez un des effets suivants, vous devez consulter immédiatement un médecin :

- Une réaction allergique à Lariam ou à l'un de ses composants grave (anaphylaxie) avec des symptômes comme une difficulté à respirer, un gonflement de la langue, un œdème, des démangeaisons et une éruption cutanée importante.
- Une crise d'épilepsie ou des convulsions.
- Des problèmes cardiaques, comme des troubles du rythme cardiaque, incluant des palpitations (sensations que le cœur bat très vite) ou un pouls irrégulier.
- Une éruption cutanée ou rougeur étendue accompagnée de cloques ou d'un décollement de la peau (desquamation), plus particulièrement autour de la bouche, dans la gorge, du nez, des parties génitales (ulcères) ou des yeux (conjonctivites) et potentiellement associée à des symptômes pseudo-grippaux incluant de la fièvre. Ces signes peuvent être évocateurs d'une

affection potentiellement grave appelée syndrome de Stevens Johnson.

- Une inflammation des poumons se manifestant par une difficulté à respirer, une toux, généralement associés à une fièvre ou des frissons et potentiellement des maux de tête. Il pourrait s'agir d'une inflammation des poumons potentiellement d'origine allergique grave et potentiellement mortelle.
- Un foie sensible, dur ou augmenté de volume, un ictère (jaunissement de la peau/des yeux), des urines foncées, des selles décolorées et des démangeaisons généralisées. Ces symptômes peuvent potentiellement traduire un grave problème au foie.
- Dysfonctionnement, insuffisance ou inflammation du rein révélé généralement lors d'un examen sanguin et pouvant éventuellement se traduire par une diminution du volume des urines, une altération de l'état général, une tension artérielle anormale ou encore des douleurs abdominales ou lombaires.
- Une pancréatite (inflammation du pancréas) pouvant se manifester par des symptômes tels que des douleurs à l'estomac ou des douleurs abdominales.
- Une neuropathie avec des signes tels que des fourmillements ou des picotements, un engourdissement, une douleur, une sensation de brûlure, une faiblesse musculaire, l'apparition ou l'aggravation de troubles de l'équilibre ou des tremblements au niveau des mains et des doigts.
- Un trouble visuel.
- Si vous prenez ce médicament pour traiter une crise de paludisme et que vous observez une aggravation des signes de la maladie.

Les effets indésirables peuvent survenir pendant le traitement mais aussi après que vous avez arrêté de prendre Lariam, parfois même plusieurs mois après l'arrêt. Chez quelques patients, il est rapporté que les troubles neuropsychiatriques tels qu'une dépression, des vertiges ou encore des pertes d'équilibre peuvent

> persister plusieurs mois voire plus longtemps, même après l'arrêt du traitement (voir la mise en garde au paragraphe « Conduite de véhicules et utilisation de machines » de cette même rubrique). »

Après avoir pris le médicament, si vous avez envie d'aller conduire pour vous changer les idées : erreur !

> « Conduite de véhicules et utilisation de machines. Soyez prudent. Ne conduisez pas sans avoir lu cette notice. Ce médicament peut provoquer des étourdissements, des vertiges, des pertes de l'équilibre, des troubles touchant les nerfs et/ou des troubles neuropsychiatriques.
> Ces troubles peuvent survenir lors de la conduite de véhicules, de l'utilisation de machines ainsi qu'au cours d'activités ou de certains sports nécessitant une attention soutenue, une coordination fine des mouvements (exemple pilotage d'avions, alpinisme, plongée...).
> Ils peuvent apparaître très tardivement, même jusqu'à plusieurs mois après l'arrêt du traitement et persister longtemps. Des étourdissements, des vertiges et des pertes d'équilibre pouvant persister plusieurs mois, voire plus longtemps, même après l'arrêt du traitement, ont été rapportés chez quelques patients. Si vous ressentez l'un de ces effets au cours du traitement, il est déconseillé de conduire un véhicule, d'utiliser une machine ou d'exercer une activité ou un sport nécessitant une attention soutenue ou une coordination fine des mouvements. »

Difficile, après cette lecture, d'avaler le médicament sans une arrière-pensée !

L'actualisation discrète des notices

L'une des conditions posées pour obtenir l'autorisation de mise sur le marché est de présenter un médicament dont la balance bénéfices/risques est positive. Tant que les risques indésirables sont supplantés par les bénéfices apportés par le produit, le médicament est commercialisé. Néanmoins, tout au long de sa commercialisation, celui-ci reste sous une surveillance constante des autorités sanitaires. Dans l'hypothèse d'une remontée d'informations sur de nouveaux effets secondaires – que ce soit à la demande des autorités sanitaires ou du fabricant – le rapport bénéfices/risques est réévalué. Dans le pire des scénarios, lorsque les effets secondaires sont trop graves au regard de l'intérêt médical, le médicament peut faire l'objet d'un retrait du marché, synonyme de catastrophe financière pour le laboratoire.

Dans le cas où le nouvel effet secondaire ne remet pas en question l'autorisation de mise sur le marché du médicament, la notice doit être mise à jour ; c'est ce que l'on appelle une « variation ». Malheureusement, aucune publicité n'est associée à cette modification. Ainsi, la personne qui prend un traitement sur une longue durée a toutes les chances de ne pas être informée de l'ajout dans la notice d'un effet secondaire. Si son médecin traitant n'a pas été lui-même mis au courant de ce nouvel effet indésirable, il n'est évidemment pas en mesure de prévenir son patient. Et peu d'entre nous prennent la peine de vérifier à chaque délivrance du même médicament si la notice a été modifiée ! Il serait pourtant utile que l'effet ajouté soit traité différemment, par exemple avec un code couleur, pour que l'attention du patient soit immédiatement attirée.

Prenons l'exemple de la molécule isotrétinoïne employée pour traiter les formes sévères d'acné. L'isotrétinoïne est actuellement commercialisée sous la forme de quatre spécialités génériques : Contracné (laboratoires Bailleul-Biorga), Curacné (laboratoires Pierre-Fabre), Procuta (laboratoires Expanscience) et Acnétrait (laboratoire Arrow Génériques). Le laboratoire Roche a cessé de commercialiser le Roaccutane en 2009.

Reprenons justement l'évolution du résumé des caractéristiques du produit du Roaccutane et plus précisément les troubles neuropsychiques.

RCP du Roaccutane

Date	Résumé des caractéristiques du produit
Vidal 1990	Introduction des troubles neuropsychiques. Ajout dans la rubrique « Effets Indésirables » : « De rares observations de troubles neuropsychiques ont été signalées (troubles du comportement, syndrome dépressif, crises convulsives). »
Vidal 1998	Introduction des tentatives de suicide. Modification rubrique « Effets Indésirables » : « De rares observations de troubles neuropsychiques ont été signalées (troubles du comportement, syndrome dépressif, crises convulsives, tentative de suicide). »
Vidal 1999	Introduction des suicides et des précautions d'emploi. Ajout dans la rubrique « Précautions d'emploi » : « des dépressions, des troubles du comportement et, rarement, des tentatives de suicide et des suicides ont été rapportés chez des patients traités par Roaccutane. Une attention particulière devra être portée aux patients présentant des antécédents de dépression. En cas d'apparition de signes de dépression chez les patients traités par Roaccutane, l'arrêt immédiat du traitement devra être envisagé et un traitement approprié devra être entrepris. » Modification rubrique « Effets Indésirables » : « De rares observations de troubles neuropsychiques ont été signalées (troubles du comportement, syndrome dépressif, crises convulsives, tentative de suicide, suicides). »
Vidal 2005	Rectificatif d'AMM du Roaccutane® et ses génériques, suite à la réévaluation européenne. Modification rubrique « Mises en garde et précautions d'emploi » : « Des dépressions, des symptômes psychotiques, rarement des tentatives de suicides et des suicides ont été rapportés chez des patients traités par isotrétinoïne (voir rubrique effets indésirables). Une attention particulière doit être portée aux patients présentant des antécédents de dépression et une surveillance des éventuels signes de dépression doit être effectuée chez tous les patients avec recours à un traitement approprié si nécessaire. L'interruption

Date	Résumé des caractéristiques du produit
	de l'isotrétinoïne peut cependant être insuffisante pour maîtriser les symptômes et un bilan psychiatrique ou psychologique complémentaire peut alors être nécessaire. » Modification rubrique « Effets Indésirables » : Troubles psychiatriques : rare (> 1/10 000, < 1/1 000) – Dépression : très rare (< 1/10 000) – Troubles du comportement, manifestations psychotiques, tentatives de suicide, suicide.
Vidal 2006	Rectificatif d'AMM du Roaccutane et des génériques, suite à une nouvelle révision de l'information. Rubrique « Mises en garde et précautions d'emploi » : « Des cas de dépressions, dépression aggravée, d'anxiété, de tendance agressive, de changement d'humeur, de symptômes psychotiques et de très rares cas d'idées suicidaires, de tentatives de suicides et de suicides ont été rapportés chez des patients traités par isotrétinoïne (voir rubrique effets indésirables). Une attention particulière doit être portée aux patients présentant des antécédents de dépression et une surveillance des éventuels signes de dépression doit être effectuée chez tous les patients avec recours à un traitement approprié si nécessaire. L'interruption de l'isotrétinoïne peut cependant être insuffisante pour maîtriser les symptômes et un bilan psychiatrique ou psychologique complémentaire peut alors être nécessaire. » Modification rubrique « Effets Indésirables » : Troubles psychiatriques : rare (> 1/10 000, < 1/1 000) – Dépression, dépression aggravée, tendance agressive, anxiété et changements d'humeur : très rare (< 1/10 000) – Troubles du comportement, manifestations psychotiques, tentatives de suicide, suicide.

Paradoxalement, le Comité technique de pharmacovigilance du 9 décembre 2014 a estimé qu'à ce jour « les données disponibles dans la littérature restent discordantes sur le lien entre l'exposition à l'isotrétonoïne et la survenue de troubles psychiatriques ».

À ceux qui s'étonneraient de cette discordance entre les informations inscrites dans le résumé des caractéristiques du produit et le discours officiel de la pharmacovigilance, on répondra qu'il s'agit là d'une application de ce que l'on pourrait appeler le « principe de précaution ».

Les données acquises de la science

À partir de quand un laboratoire doit-il considérer qu'un effet secondaire mérite d'être porté à la connaissance du patient ? Entre la prise de décision et son apparition concrète dans la notice, il s'écoulera plusieurs mois, le temps du processus administratif. On comprend qu'il soit primordial de lancer le processus de modification de la notice au plus tôt, afin que le nouvel effet constaté soit porté à la connaissance du patient. Le laboratoire a l'obligation de mentionner les effets qu'il connaît, ce qui correspond à l'état des connaissances scientifiques à un instant *t*. Au fur et à mesure que ces connaissances s'enrichissent, la notice doit suivre cette évolution et être constamment mise à jour. On appelle ces connaissances « données acquises de la science ». En réalité, une fois cette notion évoquée, nous ne sommes guère avancés sur ce qu'elle sous-entend. Ce qui est certain, c'est que le fabricant n'est pas responsable si l'état des connaissances scientifiques et techniques n'a pas permis de déceler l'effet. Pour interpréter cet « état des connaissances scientifiques et techniques », il faut se tourner vers l'Europe. En 1997, la Cour de justice des Communautés européennes s'est penchée sur l'interprétation de cette expression dans un litige opposant la Commission européenne et le Royaume-Uni à propos de l'interprétation d'une directive communautaire. La cour a précisé que cet état des connaissances doit être apprécié « à son niveau le plus élevé ». Ainsi, il suffit qu'il existe une probabilité d'apparition d'un effet, et non une certitude quant à sa survenance, pour que cet effet doive être mentionné. La justice se montre exigeante et impose au laboratoire une véritable obligation de vigilance.

Par exemple, confronté à des résultats discordants quant aux avantages et inconvénients du Distilbène, le fabricant avait l'obligation d'en faire état aux patients. La justice a ainsi condamné en 2006 le laboratoire UCB Pharma parce qu'il existait « avant 1971 et dès les années 1953-1954 des doutes portant sur l'innocuité du Distilbène ; la littérature expérimentale faisait état de la survenance de cancers très divers et, en outre, à partir de 1971, de nombreuses études expérimentales et des observations cliniques contre-indiquaient l'utilisation du Distilbène ». L'appréciation se fera au cas par cas. S'il ne peut être reproché à un laboratoire de n'avoir pas pris en compte un article isolé rattachant un potentiel nouvel effet à un médicament, une pluralité de publications sur cet effet suffira pour qu'il accède à l'information. L'exemple de la molécule isotrétinoïne démontre que, dans le doute, on préférera porter l'effet indésirable à la connaissance du patient.

Voilà pour l'approche politiquement correcte de la notice. Mais il existe une autre lecture, moins connue et pourtant diablement efficace.

La notice « parapluie »

L'inflation de la longueur des notices n'est pas anodine. La mention de tous les effets indésirables répond autant à un désir d'informer… qu'à une volonté de se protéger de toute action en justice. En effet, pour espérer obtenir la condamnation d'un fabricant de médicament, le patient doit démontrer que le médicament prescrit s'est révélé « défectueux » (voir quatrième partie, p. 213). Or, pour apprécier ce caractère défectueux, la justice prend principalement en considération les informations reportées dans la notice. Si cette notice comprend l'effet reproché, le médicament a très peu de risque d'être considéré comme défectueux. En effet, dès lors qu'un effet indésirable est mentionné dans la notice, le laboratoire est en droit de prétendre qu'avec cette mention l'utilisateur a eu connaissance et conscience qu'il ne pouvait légitimement s'attendre à une sécurité absolue. Bien plus, il accepte tacitement d'utiliser le médicament en connaissance de cause.

Or, en la matière, la crainte est celle d'une croissance exponentielle des notices afin de répondre, en apparence, à l'exigence d'informer le patient de tous les risques indésirables potentiels. Puisque le patient veut tout savoir, autant allonger les notices, au mépris de la bonne compréhension des effets positifs attachés au médicament. Comment un patient peut-il avaler un comprimé la conscience tranquille après avoir lu une page complète d'effets secondaires possibles ? De la même manière, comment peut-il appréhender l'information inscrite dans la notice si on lui explique dans le même temps que l'effet relaté est une simple hypothèse de travail ?

À n'en pas douter, trop d'information tue l'information. Surtout, le message perd en consistance et en intérêt. Le risque n'est-il pas au-delà de l'inflation d'une information de moins en moins compréhensible, un recul des droits des patients confrontés à un effet indésirable mentionné « par précaution » ?

L'exemple du vaccin contre l'hépatite B

Un exemple explicite est fourni avec le vaccin contre l'hépatite B. Les producteurs de ce vaccin, tout en soutenant qu'il n'est pas établi que ce produit soit susceptible de favoriser l'apparition de scléroses en plaques ou d'autres maladies démyélisantes et qu'il n'y a pas de lien de causalité entre le vaccin et le déclenchement de la maladie, mentionnent ces affections au titre des effets indésirables. La notice du vaccin Genhevac de Sanofi Pasteur indique par exemple ceci : « Atteintes démyélinisantes du système nerveux central (poussée de sclérose en plaques) survenant dans les semaines suivant la vaccination, sans qu'un lien certain de causalité ait actuellement pu être établi. »

Les personnes vaccinées qui développent une sclérose en plaques dans les semaines qui suivent une vaccination contre l'hépatite B, doivent non seulement démontrer le lien de causalité certain, ce qui est à l'heure actuelle impossible, mais également le défaut d'information. Or la notice constitue un rempart très efficace contre ce défaut d'information. Le laboratoire effectue un subtil jeu d'équilibriste : informer, pas trop tôt pour éviter une remise en cause de la balance bénéfices/risques par les autorités sanitaires, pas trop tard pour éviter une mise en cause pour défaut d'information. Cette stratégie s'avère souvent payante devant les tribunaux.

Le vaccin Genhevac a donné lieu à une affaire à rebondissements qui a trouvé son épilogue en 2015. Aline, née en 1959, s'est vu prescrire à partir de 1986 des vaccins Genhevac en sa qualité d'infirmière de l'assistance publique soumise à une vaccination obligatoire. Le dernier rappel est intervenu en 1993.

Courant 1992, elle se plaint d'épisodes de paresthésies (troubles de la sensibilité) des deux mains spontanément résolus. En 1995, surviennent un état de fatigue et des troubles sensitifs de l'hémicorps gauche qui ont donné lieu à des investigations sans résultat probant. En 1998, le diagnostic de sclérose en plaques tombe. Aline va être examinée dans le cadre de cinq expertises diligentées entre 1999 et 2002.

En 2003, elle assigne le laboratoire, la société Sanofi Pasteur en sa qualité de fabricant des vaccins. En 2009, le tribunal de grande instance de Nanterre retient la responsabilité du laboratoire en raison de l'existence de présomptions graves précises et concordantes sur l'imputabilité du vaccin dans le déclenchement de la maladie. Le laboratoire est condamné à verser un total de 332 718 euros d'indemnités.

En 2012, la cour d'appel de Versailles infirme la décision. La cour relève certes l'existence de présomptions graves, précises et concordantes établissant le lien d'imputabilité entre la vaccination d'Aline et le déclenchement de la sclérose en plaques dont elle est atteinte, mais les juges considèrent que le caractère défectueux du vaccin et le défaut d'information du producteur ne sont pas démontrés.

Au titre des présomptions permettant de démontrer l'imputabilité du dommage au vaccin, la cour d'appel mentionne :

- l'état antérieur de la patiente ;
- son histoire familiale et son origine ethnique ;
- le temps écoulé entre les injections et le déclenchement de la maladie ;
- le nombre anormalement important des injections pratiquées.

Un pourvoi en cassation est néanmoins formé par Aline. En 2013, la Cour de cassation casse partiellement l'arrêt d'appel. Les magistrats de la cour suprême reprochent à la cour d'appel d'avoir écarté le caractère défectueux du produit « par une considération générale sur le rapport bénéfices/risques de la vaccination, après avoir admis qu'il existait en l'espèce des présomptions graves, précises et concordantes tant au regard de la situation personnelle de Mme X... que des circonstances particulières résultant notamment du nombre important des injections pratiquées de l'imputabilité de la sclérose en plaques à ces injections sans examiner si ces mêmes faits ne constituaient pas des présomptions graves, précises et concordantes du caractère défectueux des doses qui lui avaient été administrées ». Retour à la case départ pour le patient.

Après la cassation, la Cour d'appel de Paris est saisie sur renvoi par la société Sanofi Pasteur. Le laboratoire maintient son argumentation : son vaccin n'est pas défectueux et, *a fortiori*, son vaccin n'a pas pu causer la sclérose en plaques. Et même en supposant que ce soit le cas, la notice comportait bien l'information ; elle est même qualifiée par le professionnel d'information dite « de précaution ». Le laboratoire indique d'ailleurs que cette information a été refusée par les autres pays et le risque écarté par la communauté scientifique et les autorités sanitaires car la pathologie sans doute multi-factorielle de la sclérose en plaques demeure encore très largement méconnue. La théorie de la « notice parapluie » joue à plein.

Aline est bien entendu d'un avis totalement contraire. Elle précise qu'il existe un faisceau d'éléments permettant de dire que la vaccination a provoqué sa maladie :

- la concordance dans le temps des vaccinations et de l'apparition puis de l'aggravation de la maladie ;
- le nombre très important des injections administrées en raison de l'absence d'anticorps développés et en l'absence à l'époque de toute indication ou mise en garde relative à la posologie du produit malgré le risque de « sur-vaccination » ;
- l'origine ethnique de la patiente issue d'une population au sein de laquelle la maladie ne se développe pratiquement jamais ;
- les « doutes » sérieux exprimés par plusieurs des experts qui ont examiné la patiente et qui n'excluent le lien de causalité entre les vaccinations et la maladie qu'en raison d'un trop long délai entre les injections et la date prouvée des symptômes ;
- l'analyse des dernières recherches et des données scientifiques qui réduisent à néant les conclusions de ces experts fondées sur la brièveté nécessaire du délai entre les injections et l'apparition des symptômes.

Pour trancher le litige, la cour d'appel va rappeler que la responsabilité d'un laboratoire est conditionnée à la preuve du caractère défectueux du médicament. Ce défaut peut être caractérisé par une inversion du rapport bénéfices/risques ou encore par des lacunes dans la présentation et donc l'information sur le produit.

Les juges de la cour d'appel de Paris vont prendre l'exact contre-pied de la décision rendue par le tribunal de Nanterre et considérer qu'il n'existe pas de faisceau d'éléments pour imputer la sclérose en plaques à la vaccination. Concernant le défaut d'information, la cour note « qu'en ce qui concerne la présentation du produit, le risque de sclérose en plaques qui n'était pas mentionné à l'époque de l'administration des vaccins à Mme X... entre 1986 et 1993 n'est apparu sur le Vidal et les notices des vaccins qu'en 1994, année au cours de laquelle a été menée une enquête nationale de pharmacovigilance, et la société Sanofi Pasteur MSD démontre qu'avant cette date les effets indésirables du produit étaient encore inconnus et qu'il n'existait alors aucune étude sérieuse sur une éventuelle corrélation entre les affections démyélinisantes et la vaccination contre l'hépatite B de sorte qu'il ne peut être utilement reproché au laboratoire un défaut d'information sur le sujet ».

Résultat de la procédure, la demande indemnitaire d'Aline est rejetée après un marathon judiciaire qui aura duré... douze ans.

Moralité : il n'est pas démontré, même par présomption, que le vaccin serait à l'origine de la maladie. Et, si tel était le cas, le laboratoire ne serait pas fautif car, avant 1994, il n'existait aucun effet indésirable relevé. Après cette date, la notice a été mise à jour et comporte une précision sur le risque d'« atteintes démyélinisantes du système nerveux central (poussée de sclérose en plaques) survenant dans les semaines suivant la vaccination, sans qu'un lien certain de causalité ait actuellement pu être établi ». Le laboratoire a ainsi mis en place plusieurs niveaux de sécurité pour se prémunir contre toute action en responsabilité.

L'effet « Janus »

Janus, dans la mythologie romaine, est un dieu dont la tête a deux visages opposés. Pour Pierre Sargos, Président de chambre à la Cour de cassation, la notice présente un effet « Janus » : « L'exhaustivité de l'information est de nature à “exonérer” dans les faits le fabricant de sa responsabilité, de la même façon qu'un médecin qui a informé son patient d'un risque grave ne peut être responsable de sa survenance. »[1]

Le premier effet « Janus » de la notice consiste à donner au patient les informations qu'il est désormais en droit d'attendre. Le patient veut être informé ? Soit, il ne sera pas déçu par la quantité de données figurant sur la notice. De ce point de vue, le laboratoire tient ses promesses de tout dire au patient. Mais son comportement n'est pas innocent.

Le second effet « Janus » consiste à mentionner dans la notice une liste de plus en plus longue de risques relatés dans les revues médicales. En indiquant au patient que la prise d'une molécule est susceptible de provoquer dix, vingt ou cinquante effets secondaires, le patient sera alors considéré par la justice comme averti. Aucune chance pour lui d'espérer obtenir une indemnisation pour le défaut d'information.

On le voit, l'attente légitime du patient de tout savoir sur les effets secondaires pourrait à terme se retourner contre lui en le privant de tout recours contre le laboratoire. À moins que la justice ou les autorités sanitaires ne mettent un coup d'arrêt à l'expansion des notices. Il suffirait d'indiquer aux laboratoires que la seule mention d'un effet indésirable ne les exonère pas

1. *In La Semaine Juridique - Édition générale*, n° 41, 5 octobre 2009 : « Les effets indésirables du droit des produits défectueux en matière de dommages causés par des médicaments, et notamment des vaccins. »

de leur responsabilité. Cela supposerait de révolutionner la responsabilité des laboratoires (voir quatrième partie).

Il existe une dernière approche des laboratoires en matière de communication aux patients des effets secondaires. Celle-ci est encore minoritaire et assez peu « politiquement correcte » mais elle fait son chemin. Il s'agit tout simplement de ne plus rendre publics les effets indésirables.

Le tabou est brisé. Les industriels du médicament en rêvent secrètement depuis si longtemps mais n'osent l'exprimer ouvertement. Ne plus communiquer systématiquement les nouveaux effets secondaires ! Le 27 août 2013, au cours d'un colloque à Bruxelles sur « le partage des données des essais cliniques » organisé par la Fédération européenne des associations et industries pharmaceutiques, la bombe a été lancée par un industriel américain, Neal Parker. Ce brillant cadre supérieur représente la société américaine AbbVie, une toute jeune entreprise spécialisée dans la biotechnologie. Son chiffre d'affaires a avoisiné les 20 milliards de dollars en 2014. Selon Neal Parker, les données sur les effets secondaires doivent être considérées comme des informations commerciales confidentielles. Et les rendre publiques revient à aider les concurrents à développer de meilleurs produits. « Ces données cliniques des effets secondaires ne peuvent être protégées par une quelconque propriété industrielle et nous ne pouvons en avoir l'exploitation exclusive, explique Neal Parker. Mais elles peuvent donner à d'autres sociétés un formidable avantage compétitif en révélant nos stratégies pour prouver que nos produits sont sûrs et efficaces. »

En résumé, l'information sur les effets secondaires selon l'industriel américain serait davantage un moyen de pression industriel et non plus une source de sécurité sanitaire.

Parmi les participants à ce colloque, certains n'ont pas tardé à réagir. Comme Hans Georg Eichler, un haut responsable de l'Agence européenne du médicament : « Je travaille comme régulateur du médicament depuis des années et, là, je suis totalement sidéré. Voulez-vous dire qu'en cas de problème sanitaire, si votre société reçoit l'ordre de donner des explications, vous envisagez de répondre qu'il s'agit d'un secret industriel ? »

Aginus Kalis, le responsable de l'Agence hollandaise du médicament, s'interroge pour sa part : « Vous pensez que les effets indésirables représentent des informations commerciales sensibles ?... Mais êtes-vous conscient que vous travaillez dans une industrie du médicament avec des patients et des êtres humains ? »

Ce à quoi Neal Parker répond que sa société AbbVie acceptera, bien entendu, de dévoiler les informations nécessaires aux chercheurs qui en font la demande. Mais à la condition qu'ils promettent de ne pas en faire profiter les autres industriels du médicament.

Cette attitude particulièrement agressive remet en question la libre circulation des informations scientifiques sur les médicaments. Si les données concernant un traitement ne sont plus partagées, il existe un risque majeur pour les chercheurs indépendants de passer à côté d'informations sur des effets secondaires et donc d'être moins réactifs. Cette prise de position iconoclaste du laboratoire AbbVie a glacé la communauté scientifique internationale. Et l'a poussée à réagir afin que d'autres industriels ne s'engouffrent pas dans cette brèche ultra-libérale. Une pétition pour que tous les essais cliniques et leurs résultats restent accessibles par tous a été lancée dans la foulée. En 2015, cette pétition a été signée par plus de 86 000 chercheurs et 615 organisations internationales.

Troisième partie

Des médicaments dans l'œil du cyclone

La peur est mauvaise conseillère. Surtout en matière de médicaments. Conséquence directe des récents scandales sanitaires, la psychose nous guette. Les blogs, les articles de journaux, les ouvrages et les documentaires ne cessent de saper chaque jour davantage le peu de confiance que nous gardons en cette bonne vieille médecine et sa chimie bienfaitrice. Si 85 % des Français ont confiance dans les médicaments, seuls 39 % se disent bien informés. Même les médicaments de notre enfance, ceux que nous avons tous pris un jour ou un autre pour un mal de tête ou une toux passagère, tombent dans le discrédit. Le paracétamol, dangereux ! L'ibuprofène, pareil ! Le Motilium, un poison ! Ce sont des personnes sérieuses et fiables qui l'écrivent dans des revues scientifiques internationales ou même au sein de l'Agence européenne du médicament.

Il y a également ces listes noires. Noires parce que dangereuses… En 2011, en plein choc Mediator, l'Agence française du médicament dégaine sa liste de 77 médicaments placés sous surveillance renforcée. Un an plus tard, c'est au tour des très médiatiques professeurs Philippe Even et Bernard Debré de donner leur avis sur la question : 56 des médicaments vendus en France devraient être bannis sans attendre. Début 2015, la revue médicale *Prescrire* suggère d'interdire non pas 56 médicaments mais 71.

Devant une telle avalanche de données, toutes validées par des professionnels de santé, que penser ? Faut-il rejeter en bloc toute l'industrie du médicament ? Ne voir en elle qu'un formidable monstre froid et avide ?

Et si la solution résidait dans l'information ? Une information transparente, accessible dans sa présentation et sa formulation, ne peut-elle pas dissiper les craintes, les malentendus et faire taire les rumeurs les plus farfelues ? Malheureusement, comme nous venons de le voir, cette information n'existe pas encore. Les laboratoires les premiers s'y refusent. Secret industriel oblige, ceux-ci rechignent à présenter l'intégralité des données de leurs chères molécules. Dès lors, il devient quasi impossible de savoir avec exactitude, avant sa commercialisation, quels sont les effets secondaires d'un médicament.

Nous avons cependant tenté de faire un point dépassionné sur ces médicaments jugés dangereux. Pour y parvenir, nous nous sommes appuyés sur des faits tangibles : les rapports officiels de différentes agences du médicament dans le monde, des décisions de justice et des déclarations officielles de laboratoires.

Forts de ces sources, à notre tour, nous vous présentons l'état actuel des connaissances sur ces produits. Certains éveillent les soupçons d'agences du médicament, d'autres ont déclenché des poursuites judiciaires, d'autres encore ont été retirés de la vente dans certains pays mais pas en France. Attention, il ne s'agit pas d'une liste exhaustive.

Quand un médicament jugé dangereux par l'Agence française du médicament continue d'être vendu et remboursé

Le Comité technique de pharmacovigilance (CT) est un groupe de travail dépendant de l'Agence française du médicament. Il a pour mission, notamment, de donner un avis au directeur général de l'Agence française du médicament sur les mesures à prendre pour prévenir, réduire ou faire cesser les risques liés à l'utilisation de médicaments. Bref, ce comité est une sorte de référent. Quand il donne un avis négatif sur un médicament, en général, il est suivi.

Le cas de l'olmésartan

Le 12 mai 2015, ce ne sera pourtant pas le cas. Ce jour-là, le comité se réunit pour présenter une année d'enquête sur une molécule : l'olmésartan. Cette dernière se retrouve dans six médicaments : Alteis, Alteisduo, Axeler, CoOlmetec, Olmetec et Sevikar. Tous sont prescrits en France dans le traitement de l'hypertension artérielle essentielle. Une maladie qui touche un million de Français. Ces six spécialités connaissent, en France, un succès commercial appréciable. Il s'en est vendu précisément 56 691 781 boîtes depuis le début de leur commercialisation en 2003 jusqu'en février 2015. Un succès qui ne se dément pas et ne fait que croître d'année en année. Selon les deux laboratoires propriétaires, le japonais Daiichi Sankyo et l'italien Menarini, les ventes d'olmésartan en France sont passées de deux millions par an en 2006 à plus de 10 millions en 2014.

Le problème avec l'olmésartan, ce sont notamment ses effets secondaires graves. Il s'agit ici d'entéropathies, c'est-à-dire d'affections des intestins. L'Agence de santé américaine, la FDA, a été la première à publier en juillet 2013 une information de sécurité au sujet de cas graves d'entéropathies liés à l'olmésartan. Concrètement, il s'agissait de diarrhées chroniques sévères avec perte de poids pouvant entraîner une hospitalisation prolongée. Et surtout, il était avéré que ces diarrhées pouvaient survenir plusieurs mois, voire plusieurs années, après le début du traitement.

L'alerte américaine incite la France à placer à son tour l'olmésartan sous surveillance. Le 15 juillet 2014, en accord avec l'Agence française du médicament, les laboratoires Daiichi Sankyo France et Ménarini lancent une alerte auprès des professionnels de santé. En cas de signes cliniques évocateurs d'entéropathies, il est demandé de « considérer l'arrêt du traitement par l'olmésartan ».

Moins d'un an plus tard, le 29 avril 2015, la Commission de la transparence de la Haute Autorité de Santé rend public son rapport sur l'ensemble des médicaments à base d'olmésartan. Les conclusions ne laissent pas place au doute : « L'olmésartan peut entraîner des entéropathies graves se traduisant par une diarrhée chronique sévère avec perte de poids importante pouvant entraîner une hospitalisation prolongée. » En toute logique, il est décidé que, puisque les spécialités sous olmésartan sont dangereuses, elles doivent être déremboursées. Mais après un délai de 12 mois. Ce délai incompressible a été décidé, explique la Commission de la transparence, « afin que les patients disposent du temps nécessaire aux éventuelles modifications thérapeutiques ». Après tout, qu'est-ce que douze mois pour un produit qui, comme l'admet du bout des lèvres la Commission de la transparence, « peut représenter un désavantage pour les patients » par rapport à la prescription d'autres médicaments contre l'hypertension ? Douze mois de risques inutiles pourrait-on répondre.

Pourtant le doute n'est plus vraiment possible. Le 12 mai 2015, un rapport d'expertise est officiellement remis au Comité technique de pharmacovigilance. Ce rapport clôt plus d'une année d'enquête sur les entéropathies à l'olmésartan en France. En un an, cent un cas graves ont été relevés, dont huit avec mise en jeu du pronostic vital et un décès. Dans le détail, certains malades ont souffert de diarrhées chroniques avec une perte de poids sévère, jusqu'à seize kilos. Le comité écrit : « Le nombre de cas notifiés reste élevé et certains sont d'une extrême gravité avec mise en jeu du pronostic vital. [...] Aucun argument ne permet de « défendre » l'olmésartan face au risque d'entéropathie [...]. » Pour les experts français en pharmacovigilance, il y a urgence à réagir car la population exposée est large, très large, environ un million de malades en France. Si l'olmésartan reste prescrit, des dizaines, voire des centaines de morts sont à prévoir.

Reste à savoir si les instances européennes du médicament vont être capables de prendre la mesure du danger. À lire le rapport remis par le Comité technique de pharmacovigilance, le doute est permis : « L'Agence européenne n'étant pas, d'après l'Agence française du médicament, prête à réévaluer le bénéfice/risque, devant les données inquiétantes de ce bilan, particulièrement sur la période récente, la seule mesure pour assurer la sécurité des malades en France [...] est **Avis défavorable au maintien sur le marché.** » Le ton est clair et n'invite à aucune interprétation possible. Pour bien le faire comprendre à l'Agence française du médicament, il est indiqué sur le rapport que cet « Avis » a été adopté à l'unanimité par l'ensemble du comité.

Des autorités sanitaires divergentes

L'opposition du comité à la décision de l'Agence française du médicament de laisser en vente une année supplémentaire les produits à base d'olmésartan est totale. Laisser le temps aux médecins et aux malades de trouver un autre traitement est un argument immédiatement balayé par le Comité technique de pharmacovigilance : « L'arrêt du traitement est une mesure simple, non coûteuse et souvent rapidement efficace. »

Le rapport insiste sur le fait qu'une réaction immédiate s'impose : « Il faut transmettre dans les plus brefs délais au ministère de la Santé [...] ce bilan actualisé sur les entéropathies sévères sous olmésartan, nécessitant une hospitalisation dans plus de 80 % des cas [...]. »

Et de conclure de la manière la plus claire possible : « À défaut de cette unique solution logique, le RCP [résumé des caractéristiques du produit] doit impérativement être revu avec la diffusion d'une nouvelle information destinée aux professionnels de santé, mais également aux malades. »

Les termes choisis, le ton général et l'unanimisme des signataires de ce rapport n'ont pas pu passer inaperçu au sein de l'Agence française du médicament. En toute logique, l'olmésartan ne devrait, pour le moins, plus être remboursé, voire ne plus être en vente. Pourtant, le 21 juillet 2015, l'Agence française du médicament publie une nouvelle alerte aux professionnels de santé. Il n'est pas question d'interdire ou même de déconseiller l'usage de l'olmésartan mais seulement d'« arrêter le traitement en cas de survenue d'une entéropathie ». Le rapport du Comité technique de pharmacovigilance n'a servi à rien, ou presque.

Des médicaments sur la sellette à l'étranger mais pas en France

La plupart des médicaments en vente en France sont également disponibles ailleurs dans le monde. Les pathologies sont universelles. Les laboratoires pharmaceutiques développent des produits qui doivent pouvoir se vendre aussi bien en Europe, aux États-Unis qu'en Chine ou au Japon, pour ne parler que des principaux marchés mondiaux.

Chaque pays, ou union de pays pour l'Europe, possède ses propres institutions pour gérer les autorisations de mise sur le marché (AMM). Il est rare qu'un médicament se retrouve interdit d'AMM dans l'Union européenne et reste commercialisé aux États-Unis par exemple. En revanche, il n'est pas impossible que des produits pharmaceutiques fassent l'objet de plaintes de patients et de poursuites dans une région du monde et continuent tranquillement de se vendre ailleurs. Ces médicaments n'ont pas le même nom commercial d'un marché à l'autre, même si leur composition demeure rigoureusement identique.

Paxil/Déroxat : 5 000 plaintes aux États-Unis mais toujours au top des ventes en France

Les antidépresseurs ne connaissent pas la crise. Ils se vendent comme des petits pains partout dans le monde. Toutes marques confondues, ces médicaments psychotropes génèrent au moins 15 milliards d'euros de chiffre d'affaires annuel dans le monde. En moins de vingt ans, ce marché a été multiplié par 25. Et ce n'est pas près de s'arrêter. Selon l'Organisation mondiale de la santé, 350 millions de personnes seraient dépressives dans le monde et un million d'entre elles se suicident chaque année. Contrairement à ce que l'on croit souvent, les Français ne sont plus les premiers consommateurs d'antidépresseurs. Même si, en France, 6 % de la population en consomment toute l'année, l'Islande et l'Australie restent en tête du classement mondial de la vente d'antidépresseurs.

En 1992, le laboratoire britannique SmithKline Beecham, aujourd'hui GlaxoSmithKline (GSK), met sur le marché une nouvelle molécule pour traiter la dépression : la paroxétine. C'est un inhibiteur sélectif de la recapture de la sérotonine. Cette sérotonine est un messager chimique du système nerveux central. Elle intervient dans de multiples fonctions physiologiques comme l'humeur, la douleur, le plaisir... La paroxétine permet d'augmenter la quantité de sérotonine dans le cerveau et agit donc comme un antidépresseur en régulant l'humeur. En France, cette molécule obtient son autorisation de mise sur le marché en 1992 sous le nom commercial de Déroxat et, la même année, aux États-Unis sous le nom de Paxil.

Le succès commercial est foudroyant. La paroxétine devient l'antidépresseur le plus vendu dans le monde. Au moins 100 millions de personnes l'utilisent. Rien qu'aux États-Unis, le Paxil rapporte chaque année un chiffre d'affaires de deux milliards de dollars à GSK. Une réussite qui ne tarde pas à tourner au cauchemar. À partir de 2003, aux États-Unis, des plaintes de patients s'accumulent dans les bureaux des procureurs. En cause, des effets secondaires cachés ou mésestimés par le laboratoire.

Un milliard de dollars pour éviter des procès

Risque accru de suicide avec passage à l'acte chez les adolescents, addiction et malformations congénitales : l'antidépresseur de GSK, le Paxil, se retrouve au cœur de plaintes de plus en plus virulentes de malades. Près de 5 000 patients ou familles de patients attaquent le laboratoire. Conscient des risques en termes d'image et de finance, GSK va tout faire pour éviter les procès. Pour y parvenir, comme l'y autorise la loi américaine, il règle à l'amiable chacun des cas. Comme celui de cet adolescent de 14 ans dans l'Indiana. En 2001, il avait pris du Paxil pendant deux mois avant de se pendre. Ses parents ont reproché à GSK d'avoir omis délibérément de préciser que son médicament pouvait inciter les plus jeunes patients à passer à l'acte dans les premiers mois de la prise. Les avocats du laboratoire préfèrent payer la famille. Le montant reste confidentiel. Les seules informations chiffrées ayant filtré sont que, pour les quelque 500 plaintes américaines pour suicide et tentative de suicide, GSK aurait payé près de 390 millions de dollars.

Le Paxil a également été attaqué pour des effets secondaires sur les femmes enceintes. Le médicament augmenterait les risques de malformation cardiaque congénitale chez les nouveau-nés de mères traitées par ce médicament. Cette fois-ci, 600 plaintes sont déposées. GSK paye de nouveau. Coût des transactions : au moins un milliard de dollars.

Le laboratoire va se montrer moins généreux avec les quelque 3 200 patients qui l'ont attaqué pour les effets de dépendance au médicament. Ici, il n'est ni question de mort ou de malformations, « juste » une dépendance au médicament. Ces patients transformés en drogués n'auraient reçu, eux, que 50 000 dollars chacun.

Au total, en 2009, le laboratoire aura payé plus d'un milliard cinq cents millions de dollars pour solder les risques de procès. GSK se refuse néanmoins à confirmer ces chiffres et s'évertue à préciser que, pour chaque « accord de règlement conditionnel » avec les plaignants, la société n'admet aucune responsabilité. Sarah Alspach, porte-parole de GSK, déclare sobrement que « comme beaucoup d'autres produits pharmaceutiques, Paxil a fait l'objet de différents types de litiges au fil des ans ». Pour avoir une idée de l'énormité des sommes en jeu, il suffit de constater que, fin 2008, la société avait provisionné un peu plus de trois milliards de dollars pour régler les différents litiges juridiques qu'elle pourrait rencontrer.

Ces coûteux scandales à répétition n'ont pas mis un terme à la carrière commerciale du Paxil aux États-Unis. Le médicament continue de se vendre. Certes, beaucoup moins bien, la faute à la médiatisation des multiples plaintes mais aussi à la mise sur le marché de génériques. Et surtout aux nombreuses mises en garde imposées par la FDA concernant les mineurs, les femmes enceintes et les risques de dépendance.

Des questions dérangeantes

Au-delà des sommes et du nombre considérable de plaignants, deux questions se posent.

Première question : comment de tels effets secondaires ont-ils pu être dissimulés auprès de la FDA ? Les autorités américaines ont apporté une réponse : le laboratoire a menti !

En 2012, GSK accepte de payer une amende record de trois milliards de dollars pour mettre fin aux poursuites américaines. Le département américain de la Justice accusait notamment le laboratoire d'avoir fait « la promotion illégale de certains médicaments, de ne pas avoir dévoilé certaines données liées à leur sûreté et d'avoir fait de fausses déclarations sur les prix ». Dans le détail, la FDA estime que GSK a encouragé l'utilisation du Paxil pour les enfants, alors qu'il n'était pas adapté pour les personnes de moins de 18 ans. Il a également « aidé » à la publication d'un article dans une revue médicale qui maquillait les résultats d'essais cliniques de son médicament. Et pour finir, il a offert des cadeaux de prix à des centaines de médecins dont des vacances à Hawaï, des concerts de Madonna… Bien entendu, rien n'a été jugé puisque GSK a préféré payer une amende pour éviter un procès retentissant.

Septembre 2015, une équipe de chercheurs publie dans le *British Medical Journal* une nouvelle analyse d'un essai clinique de la paroxétine. Ce travail s'inscrit dans la volonté de la communauté scientifique de vérifier en profondeur le travail des laboratoires. Cette initiative porte un nom : Riat pour « Restoring Invisible and Abandoned Trials ». Ce qui pourrait se traduire par « Dévoiler les essais abandonnés et invisibles ». En effet, trop souvent, les laboratoires abandonnent les essais médicamenteux quand ceux-ci ne leur sont pas favorables. Essais qui ne sont, bien entendu, jamais publiés. D'où la volonté d'un groupe de chercheurs anglo-saxons en juin 2013 de créer le programme Riat. Le premier médicament à être réanalysé par ce groupe est la paroxétine de GSK.

Ce travail a été réalisé sous la direction du professeur Jon Jureidini de l'université d'Adelaïde en Australie. Les conclusions sont terribles pour le laboratoire américain. En 2001, SmithKline Beecham (aujourd'hui GSK) avait financé une étude clinique (référencée sous le nom de « Study 329 ») pour comparer l'efficacité et la non-dangerosité de la paroxétine et de l'imipramine (une autre molécule) avec un placebo sur des adolescents lourdement dépressifs. À l'époque, cette étude avait conclu officiellement que la paroxétine et l'imipramine étaient absolument sûres et efficaces chez les adolescents. La FDA, en 2002, avait critiqué cette étude sans pouvoir cependant la remettre totalement en question. La même année, le Paxil était prescrit plus de deux millions de fois à des enfants et des adolescents aux États-Unis.

L'équipe du professeur Jureidini arrive à une conclusion totalement opposée à celle de GSK : la paroxétine n'est ni sûre ni efficace pour les adolescents. Voici ce qu'écrivent le docteur Jureidini et ses collègues : « Ni la paroxétine, ni les hautes doses d'imipramines n'ont démontré une efficacité dans la dépression sévère des adolescents, et une augmentation des risques a été observée avec les deux médicaments. » Pire, le groupe du Riat a découvert que le document original n'avait été rédigé par aucun des 22 auteurs scientifiques de l'étude clinique mais par un médecin appartenant à GSK. Et pour finir, le responsable scientifique de cette étude, un éminent psychiatre américain, avait multiplié les conflits d'intérêts avec des laboratoires.

Seconde question : si le Paxil provoque tant d'effets secondaires graves aux États-Unis, pourquoi sa version française, le Déroxat, n'en provoquerait-elle pas ? Les Français aiment les antidépresseurs. Ils sont près de quatre millions à en consommer toute l'année. Soit 45 millions de boîtes vendues pour un chiffre d'affaires de 500 millions d'euros. L'antidépresseur préféré des Français n'est autre que le Déroxat… nom français du Paxil de GSK. Vingt ans après sa mise sur le marché et malgré le retentissant scandale américain, il s'en est vendu plus de dix millions de boîtes en 2013 dans l'Hexagone.

Officiellement déconseillé aux enfants mais toujours prescrit

Les cas de suicide chez les moins de 18 ans évoqués outre-Atlantique ont éveillé les soupçons en France. Pourtant, actuellement, le Déroxat n'est pas formellement interdit aux mineurs, contrairement au Royaume-Uni où il l'est depuis 2003. GSK lui-même indique en 2005 dans le résumé des caractéristiques du produit (RCP), la notice destinée aux professionnels de santé, du Déroxat que « la paroxétine [nom scientifique du Déroxat, NDA] est déconseillée chez l'enfant et l'adolescent, des études cliniques contrôlées ayant montré que la paroxétine était associée à un risque accru de comportement suicidaire et d'hostilité ». C'est bref et clair. Le laboratoire explique même pourquoi il est si catégorique : « De plus, l'efficacité de la paroxétine n'a pas été suffisamment démontrée dans ces essais. » Pour GSK, son produit n'est pas seulement potentiellement nocif pour les mineurs, mais également inefficace. Quant aux enfants de moins de 7 ans, le laboratoire se veut encore plus clair : « La paroxétine est déconseillée tant que son efficacité et sa sécurité d'emploi n'ont pas été démontrées dans cette tranche d'âge. »

Étrangement, l'Agence française du médicament ne se montre pas aussi prudente que le laboratoire. Voici ce qui est écrit sur la notice du médicament destinée aux patients : « Déroxat ne doit habituellement pas être utilisé chez les enfants et les adolescents de moins de 18 ans. […] Néanmoins, il est possible que votre médecin décide de prescrire Déroxat à des patients de moins de 18 ans s'il/elle décide que c'est dans l'intérêt du patient. » Les médecins français sont-ils informés que le laboratoire propriétaire de ce médicament estime lui-même clairement qu'il ne faut pas le prescrire à des enfants ? En tout cas, l'Agence française du médicament ne le mentionne pas dans ses recommandations. Elle agit en toute logique puisqu'en 2005, un groupe d'experts composé de psychiatres, de pédopsychiatres, de pédiatres, de psychologues, de médecins généralistes et de pharmaciens s'étaient réunis à la demande du ministère de la Santé pour statuer sur l'utilisation d'antidépresseurs tels que le Déroxat chez les enfants et les adolescents. Leurs conclusions étaient sans appel : d'une part la prescription d'antidépresseurs aux mineurs ne doit pas être interdite, d'autre part tous les médecins, y compris les généralistes, doivent pouvoir continuer d'en prescrire : « L'ensemble du groupe confirme que [...] la prescription d'antidépresseurs aux enfants et aux adolescents reste un acte réfléchi, mais qu'il ne paraît pas pertinent de proposer des mesures plus restrictives, telle la prescription réservée aux spécialistes. »

Les problèmes de dépendance que déclencherait l'usage d'antidépresseurs sont effectivement indiqués dans la notice du médicament comme l'y incite fortement GSK dans ses recommandations. L'Agence française du médicament écrit bien : « N'ARRÊTEZ pas le traitement avec Déroxat tant que le médecin ne vous l'a pas indiqué. » Mais elle se montre pourtant rassurante : « [...] si vous le faites brutalement, vous pouvez avoir des effets indésirables. Dans la plupart des cas, ces effets sont légers et disparaissent spontanément en 1 à 2 semaines. » Aux États-Unis, ces effets ne devaient pourtant pas être si « légers » puisqu'ils ont donné lieu à des plaintes et des indemnisations de centaines de millions de dollars de la part de GSK.

En revanche, pour les femmes enceintes, la notice française est plus explicite et indique que le traitement est à proscrire. « Prévenez votre médecin dès que possible si vous êtes enceinte » précise l'Agence française du médicament. Les cas américains de malformations congénitales de nouveau-nés ont, semble-t-il, retenu l'attention des autorités françaises.

Batailles d'experts autour d'un traitement pour arrêter de fumer

Dangereux ou pas dangereux ? Rarement un médicament n'aura suscité autant de questionnements et de querelles scientifiques que le Champix. Ce médicament est le nom commercial de la varénicline, une molécule découverte par le laboratoire américain Pfizer. Celle-ci agit sur le cerveau pour bloquer la notion de plaisir déclenchée par le tabac. Elle participe ainsi au sevrage tabagique. Commercialisé en France depuis le 12 février 2007, le Champix rencontre un succès immédiat. Tout aussi immédiats sont les doutes sur ses effets indésirables. Des troubles de l'humeur, des idées suicidaires et des tentatives de suicides apparaissent chez certains consommateurs de Champix. Dès décembre 2007, par mesure de sécurité, le médicament est placé sous surveillance par l'Agence européenne du médicament. Mais cela ne suffit pas. Le 31 mai 2011, le ministre de la Santé, Xavier Bertrand, annonce : « Le Champix ne fera plus partie des médicaments remboursés pour arrêter de fumer. » Pour lui, la raison est claire : « Il y a des questions qui sont posées sur le Champix, donc j'ai décidé qu'il ne serait plus pris en charge par l'assurance maladie [...]. » Le médicament n'est plus remboursé mais toujours vendu sur ordonnance. Immédiatement, les ventes s'effondrent. De 50 000 boîtes par mois au plus haut en 2007, le médicament ne s'écoule plus qu'à moins de 5 000 boîtes à partir de 2011, après la décision du ministre.

Une situation qui déclenche la colère de nombreux tabacologues français. La varénicline est, à leurs yeux, une substance qui sauve des vies. « La mesure a été influencée par l'affaire du Mediator », estime, dans *Le Monde* du 31 mai 2011, le professeur Yves Martinet, président de l'Alliance contre le tabac. « Soit un médicament présente un risque supérieur à son bénéfice, et on l'interdit, soit on le rembourse », ajoute-t-il.

Alors, pourquoi une telle prudence des autorités françaises ? Une fois encore, la réponse se trouve peut-être aux États-Unis.

Depuis 2006, le Champix y est commercialisé également par Pfizer sous le nom de Chantix. Les ventes explosent immédiatement. En 2007, le Chantix rapporte 833 millions de dollars. Pfizer avance triomphant et inonde la télévision américaine de publicités vantant son produit miracle. Des millions d'Américains l'achètent. Le succès est-il trop voyant ? Gêne-t-il l'industrie du tabac si puissante aux États-Unis ? Ou tout simplement le Chantix est-il dangereux pour la santé ? Quoi qu'il en soit, dès 2008, des centaines de plaintes de consommateurs ne tardent pas à inonder les tribunaux américains. Le produit est accusé de déclencher des pensées suicidaires. Les plaignants sont tellement nombreux que les autorités américaines décident de les centraliser dans un tribunal fédéral, en Alabama. Au final, il y aura plus de 2 000 plaintes.

Risques de procès en cascade

Ces plaintes sont confortées par des rapports médicaux « indépendants ». Notamment, le 21 mai 2008, celui de l'Institute for Safe Medication Pratices, un organisme américain à but non lucratif de vérifications des effets secondaires des médicaments. Tous ces rapports démontrent les dangers à prendre le Chantix : « instabilités » psychiatriques, malaises cardiaques, pertes de connaissance, troubles de la vue, spasmes... Le réveil est brutal pour Pfizer. Dans la foulée, le 23 mai 2008, l'Administration fédérale de l'aviation prend la décision d'interdire le Chantix aux pilotes et aux contrôleurs aériens : « L'Agence a pris cette action immédiate après que l'Institut pour l'utilisation sécuritaire des médicaments a publié les résultats d'une étude démontrant l'apparition de convulsions, de pertes de conscience, des crises cardiaques, des problèmes de vision et diverses instabilités psychiatriques chez les personnes sous Chantix. » C'est ensuite au tour de la FDA de demander à Pfizer de produire de nouveaux tests cliniques afin de prouver que son médicament peut continuer à être commercialisé. L'industriel demande du temps, beaucoup de temps. Il promet de remettre ces rapports six ans plus tard, en 2017. Face à l'insistance des autorités américaines, cette date est ramenée à 2015.

En attendant, les plaintes s'accumulent. Pfizer, comme il est souvent d'usage, préfère sortir son carnet de chèques et éviter de longues procédures aux résultats incertains. En avril 2014, le laboratoire annonce qu'il a réglé 80 % des litiges. Mettre un terme à plus de 2 000 plaintes lui a coûté 273 millions de dollars.

Mais c'est une victoire à la Pyrrhus. Malgré l'abandon des procès, le mal est fait. Le médicament reste soupçonné des pires maux. Car, entre-temps, de nouvelles études ont été publiées. Elles présentent d'autres effets secondaires graves du Chantix. Selon le *Canadian Medical Association Journal*, la molécule augmenterait les risques de troubles cardiaques. La FDA arrive à la même conclusion. Le Chantix déclencherait non seulement des états suicidaires mais aussi des troubles vasculaires, des angines de poitrine et des infarctus du myocarde.

Contre-offensive de Pfizer

Les autorités sanitaires américaines sont sur le point de donner le coup de grâce au Chantix quand, coup de théâtre, d'autres études apparaissent et dédouanent le produit de Pfizer. Dont celle en 2015, éditée par l'une des références absolues en matière de revue médicale : le *Journal of the American Medical Association* (*Jama*). Elle est signée d'éminents spécialistes, dix chercheurs, un de la Mayo Clinic (Minnesota), un du département de psychiatrie de l'université du Vermont, un de l'University College London et un de la division pulmonaire de l'université du Nebraska. Les six autres scientifiques travaillent pour… Pfizer ! Soit 60 % de l'équipe. À la toute fin du rapport d'étude, on peut lire également que le financement a été assuré par Pfizer. Et c'est aussi le laboratoire qui a décidé de la conduite de l'étude, de la collecte, de la gestion des cas, de l'interprétation des données et de la validation du texte rendu à *Jama*. On a déjà connu plus indépendant... L'objectif de cette étude clinique était de prouver l'efficacité et la non-dangerosité de la molécule. En tout, 1 510 fumeurs dans 61 centres de dix pays différents participent aux tests entre juillet 2011 et juillet 2013. La conclusion ne surprendra pas : la varénicline est très efficace pour arrêter de fumer et ses effets secondaires restent rares et sans gravité excessive. Une information immédiatement reprise par les médias américains mais aussi partout dans le monde, y compris en France.

Des tabacologues en faveur du Champix

Ces informations pro-Chantix ne passent pas inaperçues et servent d'arguments aux défenseurs du traitement. Depuis 2011, de nombreux médecins français souhaitent que ce médicament soit réhabilité. Le professeur Henri-Jean Aubin, psychiatre addictologue à l'hôpital Paul-Brousse de Villejuif, déclare ainsi dans *Le Quotidien du Médecin* du 18 février 2015 : « La France est le seul pays, à ma connaissance, à le prescrire en deuxième intention. Les autres le prescrivent en première intention. Il y a eu chez nous une campagne de dénigrement de son efficacité par rapport aux autres options thérapeutiques, et on a grossi les risques, qui ne sont pas établis. » Puis de conclure : « Alors que le tabac tue 73 000 personnes par an, il n'y a aucune raison de se priver d'une possibilité thérapeutique. » Une prise de position sensiblement identique à celle des experts de l'Agence française du médicament. Dans leur rapport du 19 septembre 2012 sur le suivi national du Champix, ils jugent que le médicament ne présente pas « d'excès de risque de suicide ou de tentative de suicide [...] par rapport à celui existant dans la population générale en France ». Logiquement le Champix devrait être de nouveau remboursé. L'Agence française du médicament profite de ce rapport pour rappeler que « la décision de déremboursement avait été prise par le ministère dont c'est la compétence alors que le Champix gardait un SMR [service médical rendu] important ». Et pour finir, l'Agence française du médicament exprime de nouveau son souhait d'arrêter le suivi national de pharmacovigilance de cette molécule.

L'Agence française du médicament va-t-elle être entendue et le Champix sera-t-il retiré de la liste des médicaments sous surveillance renforcée ? Pas sûr… En effet, un nouveau scandale impliquant ce médicament vient d'exploser aux États-Unis. Il n'est plus question de suicides ou de malaises cardiaques, non. Le produit de Pfizer ne ferait pas bon ménage avec l'alcool et déclencherait des réactions en chaîne dangereuses. Cette information provient directement de la FDA américaine qui lance un communiqué en mars 2015. L'alerte est précise : prendre du Chantix et consommer de l'alcool serait dangereux. La molécule décuplerait la sensation d'ivresse, provoquerait un comportement agressif et favoriserait la perte de mémoire.

Autant de mauvaises nouvelles pour un traitement qui semble pourtant efficace contre le tabac. À ce jour, le Champix se trouve encore sur la liste française des médicaments sous surveillance renforcée. Pourtant, concernant les professions à risque, comme les contrôleurs aériens par exemple, contrairement aux États-Unis, l'Union européenne ne dresse pas de liste de médicaments interdits. Si le Chantix/Champix est prohibé pour les contrôleurs aériens américains, il est juste déconseillé pour leurs homologues européens et donc français.

Alerte, les médicaments contre l'obésité sont de retour !

S'il existe bien une catégorie de médicaments dont les autorités françaises se méfient, ce sont les coupe-faim. Les scandales sanitaires de l'Isoméride et du Mediator ont traumatisé pour des années encore notre système de santé (voir le chapitre consacré à l'affaire du Mediator, plus haut). Et à raison ! Ils ne sont pas les seuls anorexigènes à avoir été interdits à la vente. En 2008, l'Acomplia de Sanofi est retiré du marché car il provoquait des cas de dépression allant jusqu'au suicide. En 2010, c'est au tour du Sibutral des laboratoires Abbott (États-Unis) d'être rayé du marché européen. Ses effets secondaires cardiovasculaires (pression artérielle et rythme cardiaque accrus) n'étaient pas acceptables.

Encore plus récemment, en 2012, le britannique GSK retirait des pharmacies françaises sa pilule anti-obésité miracle, Alli, à base de la molécule orlistat. Ce médicament ne nécessitait pas d'ordonnance. Fortement critiqué pour son inefficacité, il était également soupçonné d'effets secondaires multiples : troubles intestinaux liés à l'élimination des graisses dans le sang, développement de l'anxiété, plus rarement des pancréatites et des hépatites graves. Étrangement, le Xenical, un autre médicament qui contient la même molécule que l'Alli, continue, lui, d'être commercialisé. Xenical, des laboratoires Roche, n'est vendu que sur ordonnance car il contient deux fois plus d'orlistat que l'Alli (120 mg contre 60) mais il n'est pas remboursé. Les effets secondaires du Xenical sont au moins les mêmes que ceux d'Alli. Dès 2011, les autorités sanitaires françaises alertaient sur ces risques : « Plusieurs cas graves d'atteintes hépatiques ont été rapportés chez les patients traités par orlistat ayant conduit dans certains cas à une transplantation hépatique, voire au décès du patient. »

Des risques bien lourds quand on sait la faible efficacité de ce traitement. Selon les études cliniques, après un an de Xenical, seulement 20 % des patients ont perdu au moins 10 % de leur poids. Après cette alerte, les ventes du médicament se sont vite écroulées, passant de plus de 700 000 boîtes par an en 1999 à 50 000 en 2014.

Malgré ces défiances et ces échecs à répétition, l'industrie pharmaceutique n'a pas dit son dernier mot. Économiquement, le marché de l'obésité reste trop lucratif pour être abandonné. Les ventes mondiales annuelles de compléments diététiques dépassent les 10 milliards d'euros. Et elles ne cessent de croître. Tout comme le nombre de personnes obèses. L'obésité, au-delà du sentiment très subjectif que tout un chacun peut avoir de son poids, répond à des critères très précis : est obèse la personne dont l'IMC (indice de masse corporelle, soit le poids/(taille en mètre)^2) est égal ou supérieur à 30. Pour le surpoids, l'IMC se situe entre 25 et 29,9. Par exemple, une personne qui mesure 1 mètre 80 et pèse 75 kilos a un IMC de $75/(1{,}8)^2 = 23{,}14$.

En France, l'Inserm recensait en 2012 près de 15 % d'adultes obèses, soit sept millions de personnes ! Ils n'étaient que 8,6 % en 1997. Des chiffres sensiblement concordants avec la situation dans le reste du monde. L'OMS indique qu'en 2014, il y a 13 % d'obèses adultes sur la planète, soit 600 millions d'individus.

Le Mysimba, un médicament dont la France ne veut pas !

Le premier laboratoire à dégainer sa nouvelle arme anti-obésité est américain. Orexigen Therapeutics présente à la FDA un coupe-faim du nom de Contrave. Ce médicament associe deux molécules anorexigènes bien connues, la naltrexone et le bupropion. La première est habituellement prescrite pour lutter contre les dépendances à l'alcool et aux opiacés, la seconde pour la dépression et la dépendance au tabac. Étrange combinaison qui parvient tout de même à recevoir le feu vert des autorités américaines pour une mise sur le marché en septembre 2014. La FDA se fonde sur des essais cliniques du Contrave démontrant son action contre l'obésité. Selon ces tests, en une année, la perte de poids moyenne chez les patients est d'environ 3,7 % à 5,7 % de leur masse initiale. Avec un maximum de 10 % de perte de poids pour un tiers des cobayes. À première vue, ces chiffres pourraient sembler décevants. Mais pas pour l'agence du médicament américaine qui les trouve suffisamment significatifs.

Comment le Mysimba agit-il pour parvenir à ces résultats ? Officiellement, c'est un mystère. Ni le laboratoire, ni la FDA ne peuvent l'expliquer. Une situation plutôt déconcertante en matière de santé. Voilà ce qu'écrit Orexigen Therapeutics dans la présentation officielle de son produit : « Les effets neurochimiques exacts du Contrave amenant à la perte de poids ne sont pas totalement compris. » Pour autant, l'industriel se veut rassurant. Il a des pistes : « Des études non cliniques estiment que la naltrexone et le bupropion agissent sur deux régions séparées de notre cerveau qui sont impliquées dans la régulation de l'ingestion de la nourriture : l'hypothalamus [le centre de régulation de l'appétit] et le circuit de dopamine mésolimbique [le système qui déclenche la sensation de plaisir]. » En résumé, on constate que le médicament fonctionne parfois, mais on ne sait exactement ni pourquoi ni comment.

Cette validation en poche, Orexigen Therapeutics se tourne dans la foulée vers l'autre grand marché mondial de l'obésité : l'Europe. En traversant l'Atlantique, comme il est souvent d'usage, le médicament change de patronyme, il devient Mysimba.

L'Agence européenne du médicament, l'EMA, suit la tendance américaine et émet, le 19 décembre 2014, un avis favorable à sa commercialisation. Comme pour la FDA, l'EMA reconnaît humblement qu'elle ne comprend pas comment agit le Mysimba. « Le mécanisme d'action exact de Mysimba n'est pas complètement élucidé », note-t-elle tout simplement dans son rapport sans que cela l'inquiète outre mesure. La France ne l'entend pas ainsi. Au pays du Mediator et de l'Isoméride, les coupe-faim éveillent forcément des soupçons. D'autant plus quand ceux-ci sont des médicaments détournés de leur objectif initial. Le Mysimba présente cette double particularité : c'est un coupe-faim et un médicament détourné de ses usages premiers : un sevrage contre l'alcool et un autre contre le tabac. Cette fois-ci, l'Agence française du médicament prend les devants. Elle s'oppose officiellement à la commercialisation du Mysimba et réclame l'arbitrage de Bruxelles ainsi qu'un réexamen du dossier par l'Agence européenne du médicament. Le 3 février 2015, Dominique Martin, directeur général de l'Agence française du médicament, écrit à Sabine Jülicher, responsable du service des autorisations de productions médicales à l'EMA. « Nous considérons que le rapport bénéfices/risques du Mysimba [...] est négatif à cause d'une efficacité limitée sur la perte de poids [...] et pour des raisons de sécurité », explique-t-il. Dominique Martin pointe du doigt les risques d'ordre neuropsychiatrique (dépression et suicide) et cardiovasculaire.

Des effets secondaires graves

Des risques dont ne se cache pas l'industriel américain. « Contrave peut causer de graves effets secondaires telles que des pensées suicidaires ou des tentatives de suicide. » L'information est écrite en rouge sur la page d'accueil du site marchand du laboratoire aux États-Unis.

Soutenue uniquement par l'Irlande, la France ne parvient pas à infléchir la décision prise par l'EMA. Le 26 mars 2015, l'autorisation de mise sur le marché est octroyée au niveau européen. À partir de ce jour, l'AMM du Mysimba vaut pour toute l'Union européenne. Même si les autorités françaises ne veulent pas de ce médicament qu'elles jugent au mieux inutile, au pire dangereux, elles ne peuvent empêcher le laboratoire de le commercialiser. Pour le directeur de l'Agence française du médicament, Dominique Martin, la pilule est difficile à avaler. « La logique du marché unique veut que les autorisations prises au niveau des institutions européennes – autorisations centralisées – soient valides sur la totalité du territoire de l'Union européenne », admet-il le 8 avril 2015 dans les colonnes du *Monde* : « L'Agence française du médicament est particulièrement préoccupée quant à l'utilisation de ce type de produits, dérivés des amphétamines, qui pourraient être assimilés à la catégorie des coupe-faim. Une telle assimilation pourrait conduire à des pratiques de mésusage débordant le cadre de l'autorisation, ce qui aurait pour conséquence d'aggraver les risques. » Pourtant Dominique Martin ne s'avoue pas totalement vaincu : « L'Agence française du médicament reste donc vigilante et fera tout ce qui est juridiquement possible et qui relève de sa compétence, que ce soit dans le domaine de l'autorisation et de son encadrement comme dans celui de la surveillance, pour limiter les risques auxquels pourraient être exposés les patients. » En clair, la France va marquer à la culotte ce médicament dont elle ne veut pas.

Le 7 mai 2015, l'Agence française du médicament détaille son plan de gestion de risque (PGR) du Mysimba, un médicament « dont la prochaine mise sur le marché préoccupe les autorités sanitaires en France ». Pour une fois, l'agence oublie les précautions verbales d'usage qui la caractérisent tant. Les effets secondaires graves ne sont plus hypothétiques, ils deviennent quasi certains : « Par son action centrale sur la régulation de la prise alimentaire, le Mysimba a un effet sympathicomimétique qui a pour conséquence d'augmenter la fréquence cardiaque et la pression artérielle. Ces deux effets secondaires doivent être surveillés compte tenu des risques cérébro et cardiovasculaire associés potentiels. Des effets neurologiques sont également attendus tels qu'une dépression ou des convulsions. »

Est-ce toujours ce fameux effet « Mediator » qui continue de hanter les esprits des responsables de notre système de santé ? Quoi qu'il en soit, l'Agence française du médicament écrit noir sur blanc que le PGR du Mysimba ne permettra pas de répondre à toutes les attentes. « En effet, ce PGR ne comprend qu'une étude sur les événements cardiovasculaires et une étude sur l'utilisation hors-AMM. » Difficile de se montrer plus fataliste...

L'Agence française du médicament tente de sauver la face en assurant qu'elle « mettra en place toutes les actions nécessaires et juridiquement soutenables afin que ce médicament ne soit pas commercialisé en France ». Cette déclaration qui nous a été faite le 14 janvier 2016 ne manque pas de nous étonner puisque, dès lors qu'un médicament obtient une Autorisation de mise sur le marché européenne (AMM), tous les États membres de l'Union européenne ont pour obligation de valider cette AMM. En clair, aucune action « juridiquement soutenable » n'est possible pour empêcher la commercialisation du Mysimba en France. Et cela, l'Agence française du médicament le sait pertinemment.

Petite consolation pour la France, l'Europe a placé le Mysimba sur sa liste des médicaments sous surveillance renforcée et a demandé au laboratoire de lui fournir des études complémentaires. Notamment concernant l'effet du médicament sur le cœur et les vaisseaux sanguins.

Quant à savoir si le Mysimba va oui ou non se retrouver prochainement sur le marché français, tout dépend de la volonté du laboratoire américain. Si l'on considère les premiers résultats commerciaux de ce coupe-faim, il y a fort à parier que ce soit oui. Le 30 juin 2015, Orexigen présentait ses comptes : « Huit mois après son lancement commercial, Contrave est devenu le leader des médicaments pour la perte de poids. Selon

IMS Health [société de conseil et de statistiques américaine, NDLA], 172 050 prescriptions ont été effectuées au cours du deuxième trimestre, soit une hausse de 47 % par rapport au premier trimestre 2015. » Soit un chiffre d'affaires potentiel de 36 millions de dollars puisqu'il faut en moyenne consommer 120 pilules par mois à 210 dollars la boîte.

Dans ces conditions, pas sûr qu'un jeune laboratoire comme Orexigen se passe longtemps du marché français et de ses 15 % d'adultes obèses.

Saxenda, l'arme anti-obésité soutenue par la France

La France ne veut pas du Mysimba, mais cela ne signifie pas qu'elle rejette tous les nouveaux médicaments anti-obésité. La preuve avec le Saxenda, un traitement produit par un laboratoire danois, Novo Nordisk. Cet industriel existe depuis 90 ans et est spécialisé dans les traitements contre le diabète. Et c'est à partir de l'un de ces médicaments, le Victoza, que Novo Nordisk va créer un coupe-faim.

Tout commence par un principe actif : le liraglutide. À l'origine, ce dernier traite les diabètes de type 2 de l'adulte. Il a reçu une AMM en 2009 et est disponible en France sur ordonnance. Très vite, les prescripteurs constatent qu'en plus de lutter contre le diabète, ce médicament fait perdre un peu de poids aux malades. En général de trois à quatre kilos. L'information ne tarde pas à circuler et sur les réseaux sociaux, les blogs et autres sites Internet dédiés à la santé, le Victoza devient le nouvel espoir des personnes en mal de régime efficace.

Plutôt que de laisser son Victoza être prescrit hors autorisation de mise sur le marché – n'oublions pas qu'il est censé soigner le diabète et rien d'autre –, Novo Nordisk décide de lancer un autre médicament avec le même principe actif, le liraglutide. Mais il sera plus fortement dosé afin d'augmenter l'effet « régime ». De 1,8 mg pour le Victoza, on passe à 3 mg. Ce médicament s'appellera Saxenda.

Il est validé le 23 mars 2015, soit trois jours avant le Mysimba, par la Commission européenne. Cette fois-ci, l'Agence française du médicament ne s'y oppose pas.

Le Saxenda, plus efficace et moins dangereux que le Mysimba ?

Selon les résultats des cinq essais cliniques soumis par Novo Nordisk, le Saxenda entraînerait une diminution du poids de 7,5 % en un an, soit quasiment deux fois plus que le Mysimba. Mais, pour atteindre ce résultat, les patients sous Saxenda ont dû recevoir une dose quotidienne de 3 mg de liraglutide. N'est-ce pas trop ? Les autorités sanitaires françaises n'indiquent-elles pas, dans le cadre du Victoza, qu'une « dose quotidienne supérieure à 1,8 mg (de liraglutide) n'est pas recommandée » ?

Quant au mécanisme d'action du liraglutide, les autorités avouent, là encore, leur manque d'informations et de certitudes. L'Agence française du médicament écrit dans son rapport que ce mécanisme d'action est « mal connu ». Plus étrange, l'agence française indique que « l'efficacité de Saxenda est modérée » et que « l'arrêt du traitement entraîne une reprise de poids ».

Quoi qu'il en soit, le Saxenda est approuvé. Délivré uniquement sur ordonnance, il est utilisé sous forme de solution injectable dans des stylos préremplis. Il doit être administré quotidiennement, de préférence à la même heure chaque jour, sous la peau dans la cuisse, le haut du bras ou l'abdomen. Quant aux effets secondaires, ils sont assez nombreux. Nausées, vomissements, diarrhées et constipation pour une personne sur dix. Mais aussi plus rarement le développement d'une pancréatite, de calculs biliaires ou d'inflammation de la vésicule biliaire, ou l'augmentation du rythme cardiaque...

Tout comme son concurrent Mysimba, Saxenda possède aux États-Unis son propre site Internet de promotion et de commercialisation. Lui aussi contient un rappel à la vigilance sur les effets secondaires. En plus de ceux listés par l'Agence française du médicament, il est indiqué que ce médicament peut développer des tumeurs de la thyroïde, éventuellement cancéreuses. En bref, Saxenda est à peu près aussi (in)efficace que le Mysimba et a les mêmes effets indésirables. Sauf que l'un a été approuvé par la France et l'autre, non.

Néanmoins, Saxenda a été automatiquement placé sur la liste des médicaments sous surveillance renforcée. Non pas parce que le laboratoire doit fournir des informations complémentaires (comme pour le Mysimba), mais simplement parce que ce nouveau médicament biologique ne dispose que d'une expérience d'utilisation limitée dans cette nouvelle indication.

L'effet cascade : quand on transmet les effets secondaires d'un médicament à ses enfants

Parmi les effets secondaires les plus terribles et les plus pernicieux que puissent provoquer des médicaments figurent les effets dits « tératogènes ». Tératogène vint du grec *teras, teratos* qui signifie monstre et de *genos*, origine. Une étymologie qui ne doit rien au hasard car est tératogène toute substance qui peut provoquer un développement anormal de l'embryon et conduit à des malformations. Dans le cadre d'un effet tératogène lié à un médicament, la monstruosité se situe davantage dans le choc que peut ressentir une femme enceinte quand elle apprend que son enfant ne sera pas normal. Sentiments d'injustice, de culpabilité et d'incompréhension se mêlent alors dans l'esprit de ces mères dont le seul tort est d'avoir pris le « mauvais médicament » au mauvais moment. « Mauvais médicament », non pas par manque d'efficacité mais par ses effets secondaires sur le fœtus.

Les deux premiers mois de grossesse sont ceux durant lesquels les risques tératogènes sont les plus élevés. Durant cette période, il est encore parfaitement possible pour une femme d'ignorer qu'elle est enceinte. Elle ne peut donc informer son médecin traitant de son nouvel état et par conséquent, elle ne peut pas non plus recevoir toutes les informations disponibles sur les médicaments à risques tératogènes. L'un des exemples les plus connus reste celui du Distilbène (voir en détail dans le chapitre intitulé « Le Distilbène, des effets secondaires transmis de génération en génération »). Aujourd'hui, de nouveaux scandales « Distilbène » sont-ils possibles ?

Des médecins généralistes pointés du doigt !

Pour se prémunir, depuis quarante ans, la France a mis sur pied une structure dédiée aux problèmes d'effets tératogènes. Il s'agit du Centre de référence sur les agents tératogènes (le Crat). Son financement est exclusivement public (il provient de l'AP-HP et de l'Agence française du médicament) et indépendant de l'industrie pharmaceutique. Selon le Crat, il existe une vingtaine de médicaments (voir annexe) à proscrire absolument pendant les deux premiers mois de grossesse. L'information est connue et validée par les professionnels de santé. Mais est-elle réellement respectée ? Ces médicaments ne sont-ils vraiment plus prescrits aux femmes enceintes ?

Dans le cas de l'acitétrine, rien n'est moins sûr. Cette molécule est utilisée dans le traitement des formes sévères de psoriasis. En France, elle est commercialisée depuis 1988 par le laboratoire anglo-saxon Actavis sous le nom de Soriatane. Ce médicament est efficace et n'a jamais été remis en question par les autorités françaises depuis sa première autorisation de mise sur le marché. Cependant, il est fortement tératogène. Par mesure de prudence, les autorités sanitaires décident de mettre en place en 1999 un « programme de prévention des grossesses ». Afin d'éviter tout accident, les médecins sont tenus de fournir aux patientes une brochure d'information sur les effets tératogènes du Soriatane. Il y est écrit notamment : « Vous ne devez pas commencer un traitement par Soriatane si vous êtes enceinte ou si vous désirez être enceinte pendant la durée du traitement ou dans les deux années qui suivent l'arrêt du traitement. »

Le médecin informe également sa patiente qu'elle doit régulièrement effectuer des tests de grossesse. Le premier doit être réalisé avant le traitement, puis tous les mois et enfin, deux mois après la fin du traitement. Des règles lourdes et contraignantes destinées à éviter des drames. Des règles qui ne seront pourtant quasiment jamais respectées.

Le 15 octobre 2014, la Commission de la transparence de la Haute Autorité de Santé publie un rapport accablant. Les tests de grossesse obligatoires n'ont pas été réalisés. Entre janvier 2007 et décembre 2012, seules 3,6 % des femmes suivies par des médecins généralistes les ont pratiqués. Conséquence : 357 grossesses à risque ont eu lieu durant cette période. Près de la moitié se sont terminées par des avortements, des fausses couches ou des grossesses extra-utérines. Le rapport conclut : « La Commission s'inquiète des résultats alarmants de l'étude [...] montrant le non-respect des mesures de prescriptions et de délivrance chez une majorité de femmes en âge de procréer, conduisant à des grossesses concomitantes à l'utilisation de Soriatane. »

Dès la publication du rapport, les autorités sanitaires françaises décident de renforcer le contrôle des patientes. Pour cela, la prescription de nouveaux traitements sous Soriatane est uniquement réservée aux spécialistes et aux services de dermatologie. Ces derniers ont tendance à respecter un peu mieux les recommandations de prévention de la grossesse, quatre fois plus que leurs collègues généralistes. Ceux-ci ne pourront plus intervenir que pour renouveler le traitement dans la limite d'un an.

Catastrophe autour d'un médicament contre l'acné

L'exemple du Soriatane n'est, hélas, pas unique. Aux mêmes effets, les mêmes conséquences, moins d'un an plus tard, en mars 2015, l'Agence française du médicament remet un nouveau rapport sur le non-suivi de ses recommandations. Cette fois-ci, il concerne un traitement contre l'acné sévère : l'isotrétinoïne, une molécule utilisée en France depuis 1984. Jusqu'en 2008, elle a été vendue sous la marque Roaccutane (laboratoire Roche). Depuis, elle est disponible sous différentes marques génériques. Ce médicament possède un caractère tératogène majeur et est soumis lui aussi, depuis 1997, à un programme de prévention des grossesses. Une fois de plus, les résultats de ce programme sont catastrophiques.

Entre 2007 et 2013, 1 367 patientes sous isotrétinoïne orale ont été suivies. Normalement, toutes doivent notamment :

- prendre un système contraceptif efficace au moins un mois avant le début du traitement et jusqu'à son terme ;
- effectuer un test de grossesse (TG) dans les trois jours précédant chaque prescription (initiation et renouvellements) et cinq semaines après la fin du traitement ;
- recevoir un carnet-patiente leur permettant de consigner la date et le résultat de chaque TG.

Seules 4 % de ces femmes ont réalisé tous les tests de grossesse et 12 % n'en ont effectué aucun. Au vu de ces résultats, l'Agence française du médicament décide à nouveau de restreindre les conditions de prescription et de délivrance de l'isotrétinoïne orale. Comme pour le Soriatane, les différents anti-acnéiques en question ne pourront être prescrits que par les dermatologues, sauf pour les renouvellements qui pourront être donnés par les médecins généralistes.

À deux reprises, les généralistes sont pointés du doigt par les autorités sanitaires. Ils seraient la cause du dysfonctionnement des plans de préventions des grossesses mis en œuvre. Cela signifie-t-il que ces médecins manquent de rigueur ? Ne sont-ils pas assez informés des risques tératogènes de ces produits prescrits en France à environ 100 000 patients chaque année ? Il est pourtant reconnu que l'acitétrine et l'isotrétinoïne sont des médicaments dangereux pour les femmes enceintes.

En réalité, les médecins généralistes ne peuvent être tenus pour seuls responsables. Surtout quand une étude de l'Agence française du médicament nous apprend que près de 90 % des prescriptions ont été faites par des dermatologues. Les généralistes n'ont pas manqué de faire savoir leur mécontentement d'être ainsi accusés. Et ils rappellent qu'il est plus long pour les patients d'obtenir un rendez-vous chez un dermatologue que chez eux.

La Dépakine : un scandale programmé

1er juillet 2015, en plein début d'été, la ministre de la Santé, Marisol Touraine, tente de stopper les premiers feux d'un nouveau scandale pharmaceutique. Elle demande à l'ICAS d'ouvrir une enquête sur le valproate de sodium, un médicament antiépileptique vendu en France sous le nom de Dépakine.

Ce produit du laboratoire français Sanofi est devenu la bête noire du ministère de la Santé. Tout a commencé huit mois plus tôt, en novembre 2014, quand l'Agence européenne du médicament a confirmé officiellement les propriétés fortement tératogènes de la Dépakine. Immédiatement, l'Agence française du médicament lui emboîtait le pas et prévenait les professionnels de santé qu'ils ne devaient plus prescrire ce médicament aux jeunes filles, aux femmes en âge de procréer et aux femmes enceintes. Sauf en cas d'inefficacité ou d'intolérance aux alternatives médicamenteuses.

Ce sursaut nécessaire arrive bien tard car la Dépakine a fait des ravages pendant plus de trente ans. Des dizaines de milliers de femmes enceintes l'ont pris sans savoir qu'elles jouaient avec la vie de leur bébé. Malformations physiques, retard du développement mental, autisme... les effets secondaires du valproate de sodium sont terribles. Et étaient connus. C'est pour cela que la reconnaissance tardive de l'EMA n'éteint pas la colère des victimes. Pourquoi rien n'a été fait plus tôt ?

L'initiative de la ministre de la Santé de lancer une enquête ne relève pas du hasard. Elle répond à la pression de plus en plus forte de la principale association française de victimes de la Dépakine, l'Apesac (Association d'aide aux parents d'enfants souffrant du syndrome de l'anti-convulsivant). L'Apesac regroupe plus de 500 familles et de 1 000 enfants touchés par les effets secondaires de ce traitement. C'est cette association qui a exigé et obtenu l'ouverture d'une enquête de l'IGAS. Tout comme le décompte des enfants exposés à ce traitement, *via* l'Agence française du médicament et la Caisse nationale de l'assurance maladie.

Le ministère de la Santé sent venir le scandale, les questions embarrassantes, les procès. La Dépakine, c'est le Mediator en pire car ici les victimes sont des enfants. Depuis trente ans, combien de bébés ont été concernés ? Des dizaines, des milliers ?

Des alertes depuis les années 1980

L'acide valproïque (valproate), commercialisé sous le nom de Dépakine, est indiqué, en France, dans le traitement de l'épilepsie (aux États-Unis, il l'est également pour traiter les migraines) et en deuxième intention dans les troubles bipolaires. Cette molécule a été découverte dans les années 1960 et mise sur le marché en France en 1967. En raison de ses propriétés anti-convulsivantes, son utilisation se généralise rapidement en épileptologie dans le monde entier. Le caractère tératogène du médicament est démontré sur la femme dès 1982. On sait alors que les enfants de patientes traitées au premier trimestre de grossesse ont un risque de spina-bifida (une malformation de la colonne vertébrale) multiplié par 30. Le 9 janvier 1983, la revue britannique *Committee on Safety of Medicines* enfonce le clou : « Dans de nombreuses études, le nombre de malformations est supérieur chez les épileptiques recevant un traitement pendant leur grossesse que celles non traitées. » En 1998, les professeurs Bradaï (de l'Hôtel-Dieu, à Lyon) et Robert-Gnansia (de l'Institut européen des génomutations) publient un article dans le *Journal de gynécologie obstétrique et biologie de la reproduction.* Selon eux, l'acide valproïque est également responsable d'autres malformations sur les bébés : des hypospadias (ouverture de l'urètre dans la face inférieure du pénis) et des réductions de membres.

Le professeur Élisabeth Robert-Gnansia lance une nouvelle alerte le 19 octobre 2002, lors d'un colloque à Lyon de l'Institut européen des génomutations. Il est maintenant question d'impact sur le cerveau : « Ces deux dernières années, des troubles du comportement avec des signes d'autisme et des retards mentaux plus ou moins modérés ont été observés.

Une étude anglaise montre 57 enfants atteints d'un syndrome des antiépileptiques. Parmi eux, quarante étaient exposés au Dépakine *in utero*. Au moins cinq cas présentent des signes d'autisme tout à fait avérés. D'autres sont atteints de troubles du comportement moins sévères, mais tangibles. » Les conclusions du professeur Robert-Gnansia sont claires et précises : « La conséquence est, à mon sens, une contre-indication absolue du Dépakine lors de la grossesse. Il convient de tenter de faire arrêter la Dépakine à une femme désirant être enceinte, quitte à prendre le risque d'une crise d'épilepsie en début de grossesse, que je considère moins dangereuse que la prise de Dépakine. »

Des patientes non informées jusqu'en 2015

Jusqu'en 2006, le résumé des caractéristiques du produit (RCP) reste inchangé. Rédigé directement par le laboratoire propriétaire du médicament et validé par les autorités sanitaires, ce RCP évoque les cas de malformations d'enfants, mais laisse planer le doute quant à leurs causes. Est-ce la faute du médicament ? Est-ce la faute de la maladie ?... : « La part respective des traitements et de la maladie n'a pas été réellement établie. » Le laboratoire refuse d'admettre les effets hautement tératogènes de son produit. La notice précise même : « En conséquence : chez une femme épileptique traitée par le valproate, il ne semble pas légitime de déconseiller une conception. » Le 25 janvier 2006, le ton du RCP change radicalement : « Compte tenu des données disponibles, l'utilisation de valproate de sodium est déconseillée tout au long de la grossesse et chez les femmes en âge de procréer sans contraception efficace. » En revanche, le laboratoire et l'Agence française du médicament continuent d'ignorer les impacts du médicament sur le développement intellectuel des bébés : « Les données épidémiologiques actuelles n'ont pas mis en évidence de diminution du quotient intellectuel global chez les enfants exposés *in utero* au valproate de sodium. » Quant aux risques d'autisme, pourtant relevés dans plusieurs études cliniques, ils restent minimisés : « Par ailleurs, quelques cas isolés d'autisme et de troubles apparentés ont été rapportés [...]. Des études complémentaires sont nécessaires pour confirmer ou infirmer l'ensemble de ces résultats. »

Il faudra attendre encore quatre années pour que l'autisme soit également pris en compte dans les effets tératogènes de la Dépakine. Le 8 juin 2010, un nouveau RCP est édité. Il mentionne clairement cette fois que la prise de ce médicament « est susceptible d'entraîner [...] des troubles autistiques chez l'enfant ». Le professeur Yehezkel Ben-Ari, physiologiste et biophysicien spécialiste en France de l'épilepsie infantile et adulte, rappelle que le retard mental et l'autisme chez les enfants traités au valprolate de sodium étaient connus dès 1994. Lui-même l'avait mis en évidence en testant cette molécule sur des rats femelles en gestation. Pour lui, « il n'y a aucun doute que ce produit, le valproate de sodium, est dangereux pour le cerveau du futur bébé ». Ce serait donc encore au moins seize années, de 1994 à 2010, pendant lesquelles le principe de précaution n'a pas été respecté.

Mais si les médecins sont alertés à partir de 2010 de tous ces effets tératogènes, rien n'est fait pour communiquer l'information auprès des patientes. Aucun plan de prévention de grossesse et aucune brochure d'information ne sont envisagés. Le médicament reste encore largement prescrit aux femmes. Malgré la mise en garde du Vidal depuis 2006, la Dépakine continue d'être prescrite aux femmes enceintes. Le docteur Élisabeth Éléfant, médecin embryologiste et responsable du Crat, reconnaît que « cette information a dû faire face à l'opinion récalcitrante de certains prescripteurs, qui y voyaient un préjudice à leurs habitudes de prescriptions qu'ils considéraient comme très bonnes [...]. Ceci a sans doute expliqué le fait que l'information présente dans le Vidal depuis 2006 n'a jamais vraiment été prise en compte ».

Pourtant, partout dans le monde, les rapports inquiétants continuent de se multiplier. Le 24 avril 2013, le professeur Jakob Christensen, du département de neurologie du CHU de Aarhus au Danemark, présente un article dans le *Jama*. Il a réalisé une étude entre 1996 et 2006, sur plus de 650 000 nouveau-nés danois. Il en ressort que les enfants exposés à la Dépakine ont cinq fois plus de risques d'être autistes. « Le valproate est déjà non recommandé pendant la grossesse à cause des dangers de malformation, résume le docteur Christensen, il a été également démontré dans des études récentes qu'il est responsable du retard cérébral des enfants exposés pendant la grossesse, et maintenant nous démontrons qu'il développe aussi les risques d'autisme. » Et de conclure : « Quand vous additionnez tout ça, ce médicament est vraiment à interdire aux femmes enceintes. »

La même année, l'agence du médicament britannique, pressée par une association anglaise de familles de victimes de la Dépakine, demande à l'Union européenne de réétudier la balance bénéfices/risques du valproate. Procédure officielle qui aboutit un an plus tard, en 2014, à la profonde remise en question de ce médicament. Les résultats de ce réexamen dépassent les craintes les plus folles : le valproate de sodium soumet les enfants exposés *in utero* à un risque de graves troubles neurodéveloppementaux dans 30 % à 40 % des cas, et un risque de malformations congénitales dans près de 11 % des cas. Il y a urgence à stopper cette tragédie. Le 21 novembre 2014, l'Agence européenne du médicament annonce qu'elle va renforcer les « mises en garde concernant l'utilisation de médicaments à base de valproate chez les femmes et les filles en raison du risque de malformations et de problèmes de développement chez les bébés exposés *in utero* au valproate. »

Les alertes du docteur Christensen, des autres scientifiques et des associations de malades sont finalement entendues. Le 26 mai 2015, l'Agence française du médicament prend à son tour la mesure du problème et lance une campagne publique de sensibilisation au sujet de la Dépakine. Pour limiter les risques, les médecins généralistes n'ont plus le droit de la prescrire. Seuls les neurologues, les psychiatres et les pédiatres y sont autorisés. De plus, la patiente doit s'engager par écrit à prendre un moyen de contraception pendant le traitement. À situation exceptionnelle, mesures exceptionnelles, dit-on à l'Agence française du médicament. D'un seul coup la Dépakine devient officiellement un médicament à haut risque. Sur le site Internet du Crat, l'acide valproïque est présenté comme le plus tératogène des anticonvulsivants. Des chiffres sont présentés pour illustrer ce propos alarmant : cette molécule « entraîne un syndrome polymalformatif dans 9 % à 15 % des cas en moyenne ». Dont le spina-bifida, des malformations cardiaques, rénales, des malformations des membres, des dysmorphies faciales… Il entraîne également une « diminution d'environ 10 points du QI global dès l'âge d'un an et 20 % à 40 % des enfants ont un QI verbal inférieur à 80. » Pour mémoire, un QI dans la « moyenne » pour un enfant se situe entre 90 et 109.

Encore la faute des médecins généralistes ?

Face aux critiques qui ne tardent pas à l'accabler, le directeur de l'Agence française du médicament, Dominique Martin, tente de dédouaner son agence. Selon lui, si les patientes n'ont pas été prévenues plus tôt des risques qu'elles prenaient et qu'elles faisaient prendre à leurs bébés, la faute n'en reviendrait ni à l'Agence française du médicament ni aux autorités françaises. « Le problème, ce n'est pas l'absence d'information, mais leur non-diffusion », explique Dominique Martin dans une interview publiée dans *Le Monde* le 29 mai 2015. Les praticiens n'auraient pas rempli leur rôle d'informateurs auprès de leurs malades. Tout comme la responsable du Crat, le directeur de l'Agence française du médicament les accuse clairement : « C'est un enjeu majeur, car les médecins ne respectent pas toujours les mises en garde. » Exactement les mêmes arguments que pour le Roaccutane et le Soriatane.

De son côté, le laboratoire Sanofi dément tout manquement à la sécurité des malades. Dans un communiqué de presse, l'industriel français indique que son produit ne peut être remis en cause. La Dépakine est un bon antiépileptique (ce qu'une majorité de médecins reconnaît), explique en substance Sanofi. Il se défend en expliquant qu'il « a fourni des informations mais aussi des mises en garde appropriées et adaptées aux médecins ainsi qu'aux patients sur les risques potentiels liés à la prise de ce médicament, y compris les risques pour le fœtus ».

Un constat que ne partagent pas les familles de victimes de la Dépakine et de ses génériques. D'ailleurs, l'association Apesac a décidé d'entamer des procédures judiciaires au pénal et au civil. Quatre plaintes ont été déposées au pénal auprès du Procureur de Paris au pôle santé publique pour : administration de substance nuisible, atteinte involontaire à l'intégrité de la personne ayant entraîné une ITT (Interruption temporaire de travail) de plus de trois mois, tromperie aggravée, mise en danger d'autrui et non signalement d'effet indésirable. Sur le volet civil, quatre procédures sont en cours. Selon l'Apesac, il y a eu une fois de plus faillite du système de protection et d'information des malades. Les conséquences sont lourdes. Au moins 370 bébés ont été touchés depuis 1960 par ces malformations à cause de ces médicaments, estime le député socialiste Gérad Bapt, ancien président de la mission parlementaire sur le Mediator. Un chiffre qui pourrait être revu largement à la hausse. L'enquête de l'IGAS et l'Agence française du médicament devrait apporter une réponse. La ministre Marisol Touraine s'y est engagée. En attendant, la Dépakine a été inscrite pour la première fois en mai 2015 sur la liste des médicaments sous surveillance renforcée.

Coup de chaud sur les médicaments les plus vendus en France

Présents dans toutes les armoires à pharmacie, largement consommés par chacun d'entre nous, ces médicaments aux noms familiers font partie de notre quotidien depuis des générations. À tel point qu'ils semblent forcément inoffensifs : Doliprane, Advil, Motilium... Pourtant, en ces temps de doutes généralisés sur l'industrie pharmaceutique, même ces piliers de notre médication se retrouvent cloués au pilori. En quelques mois, un par un, ils vont faire l'objet de campagnes médiatiques toutes plus anxiogènes les unes que les autres. Il y est question de « dangers cachés », de « morts subites », de « risques graves », autant de catastrophes illustrant une nouvelle fois les carences de notre système de vigilance sanitaire. Qu'en est-il vraiment ?

Haro sur le Motilium

La dompéridone est un médicament contre les nausées et les vomissements. En France, il est vendu sous les noms de Motilium (laboratoire belge Janssen Pharmaceutica) et Péridys (laboratoire français Pierre Fabre). Treize génériques sont aussi commercialisés. Sa première autorisation de mise sur le marché date de 1980. Les Français aiment ce médicament. Ils en consomment même quatre fois plus que la moyenne européenne. Pourquoi ? Difficile de trouver une réponse simple. Dominique Martin, le directeur de l'Agence française du médicament, avoue lui-même son incompréhension : « Les médecins vous diront que les usagers sont très demandeurs, mais les praticiens prescrivent aussi trop d'antivomitifs […]. » Soit. La France surconsomme donc ce médicament. Le problème est qu'il serait dangereux. Des études démontrent qu'il peut entraîner des arythmies cardiaques, voire des arrêts cardiaques, surtout chez les plus de 60 ans. C'est pour cela que les médicaments à base de dompéridone sont étroitement surveillés depuis 2004, que leurs prescriptions sont limitées dans le temps, ainsi que leurs dosages. La Belgique, pays producteur du Motilium, le plus célèbre médicament sous dompéridone, demande et obtient en mars 2013 une réévaluation européenne de son rapport bénéfices/risques. C'est le Comité pour l'évaluation des risques en matière de pharmacovigilance (Prac), qui en a la charge. Le résultat doit être rendu public un an plus tard, en mars 2014.

Des morts par dizaines

Prescrire ne va pas lui en laisser le temps. Cette revue médicale indépendante française s'est fait une solide réputation de contre-pouvoir depuis le Mediator. Le 19 février 2014, elle réunit la presse à Paris pour présenter sa propre étude sur le Motilium et consorts. Ses conclusions sur les risques cardiaques sont assassines : « La dompéridone expose à des morts prématurées, que son "efficacité" symptomatique modeste ne justifie pas. […] En 2014, il n'y a aucune raison d'utiliser la dompéridone, ni de la prendre en charge par une assurance maladie, ni de la laisser sur le marché. Il y a des meilleures solutions pour les patients. » Pour illustrer la violence de ces propos, *Prescrire* ajoute que ce médicament serait responsable de dizaines de morts : « En France, compte tenu de la fréquence de la mort subite, des hypothèses prudentes rendent vraisemblable qu'environ 25 à 120 morts prématurées aient été imputables à la dompéridone en 2012. »

Immédiatement les médias s'emparent du scandale et relayent les chiffres avancés par *Prescrire*. L'émoi est immense en France mais aussi en Europe. La pression sur les autorités sanitaires françaises et européennes s'accroît d'autant plus que les équipes de *Prescrire* continuent leur lobbying. Elles jugent par avance le travail de réévaluation de l'Agence européenne du médicament (EMA). Dans son communiqué, *Prescrire* écrit : « Il est à craindre que l'EMA se contente de préconiser des baisses de posologies ou de durée de traitement. Ces mesures sont insuffisantes pour protéger pleinement les patients et reportent la responsabilité des agences vers les soignants, qui ont assez à faire par ailleurs sans avoir à expliquer aux patients que tel ou tel médicament est autorisé mais à éviter. » Et de conclure sur une injonction aussi brutale que définitive : « Il est temps que les autorités sanitaires européennes retirent du marché ce médicament. »

Querelles de chiffres

L'Agence française du médicament est obligée de réagir. Elle le fait le lendemain même de l'annonce de *Prescrire* en diffusant aux médecins une mise en garde sur la dompéridone. Elle en profite également pour rappeler les différentes précautions à prendre avec ce médicament, comme elle l'a toujours fait depuis 2004. La peur de se retrouver associée à un nouveau médicament « tueur » pousse l'agence du médicament français à un surcroît de prudence : « Dans l'attente des recommandations du Prac attendues pour mars 2014, l'Agence française du médicament recommande de reconsidérer l'utilité de toute nouvelle prescription… »

Été 2014, trois mois après la remise du rapport du Prac, les conclusions définitives de l'Agence européenne du médicament sont enfin validées : la dompéridone n'est pas retirée du marché. De nouvelles restrictions sont proposées : le médicament ne doit pas « en principe » être utilisé pendant plus d'une semaine et les dosages sont revus à la baisse, notamment les formes orales qui ne dépassent plus 10 mg.

Autant de décisions qui ne satisfont pas les équipes de la revue *Prescrire.* À leurs yeux, la dompéridone continue de faire courir un danger mortel. Le 31 mars 2015, la revue spécialisée *Pharmacoepidemiology and Drug Safety* publie à son tour une étude sur l'impact de ce médicament. Étude immédiatement relayée par *Prescrire.* Ce document est notamment signé de l'épidémiologiste Catherine Hill, de l'Institut Gustave-Roussy, à Villejuif, et de Bruno Toussaint, médecin et directeur éditorial de… *Prescrire.* Cette fois-ci, le nombre annuel de morts subites causées en France par la dompéridone passe à 200.

Un chiffre obtenu au prix de savants calculs basés sur le fait que trois millions de Français se sont vus prescrire de la dompéridone en 2012. De nombreuses voix ne tardent pas à s'élever dans la communauté scientifique pour remettre en question le bien-fondé de l'attribution de ces 200 décès à la dompéridone. Certains s'étonnant même que, malgré le battage médiatique autour de ce chiffre, aucune famille de victime n'ait témoigné sur le danger de ce médicament.

Mais qu'importe, le doute s'insinue parmi les malades. Le nombre de personnes traitées a baissé de 30 % entre 2012 et 2014. Pourtant, aux yeux de l'Agence française du médicament, la dompéridone reste un bon produit. Selon son directeur, Dominique Martin, le problème se situe dans le mésusage de cette molécule. Les médecins la prescrivent trop. « On ne peut pas retirer du marché un médicament qui est dangereux notamment parce qu'il est mal utilisé, explique-t-il au *Figaro.* Sinon on en supprimerait beaucoup ! » Et de continuer : « On a tendance à penser qu'un médicament de confort est forcément anodin, or c'est une erreur. À chaque prise, on s'expose à un risque [...]. La problématique est d'ailleurs la même pour le paracétamol, l'ibuprofène ou les benzodiazépines, qui causent aussi des morts chaque année. »

Actuellement, la dompéridone sous toutes ses formes se trouve sur la liste des médicaments sous surveillance renforcée de l'Agence française du médicament et sur la liste des 71 médicaments « plus dangereux qu'utiles » de *Prescrire.*

Le jour où le paracétamol a tué

En pleine tempête de la dompéridone, un autre terrible coup de vent est venu fragiliser un peu plus la confiance de l'opinion publique envers sa médecine. Le paracétamol, le *best-seller* de nos médicaments, serait lui aussi dangereux. Ce bon vieux Doliprane, celui que l'on peut acheter librement sans ordonnance pour quelques euros, même lui serait dangereux... Tout débute le 2 mars 2015 avec la publication d'une étude anglaise dans la très sérieuse revue scientifique britannique *Annals of the Rheumatic Diseases* qui dépend du groupe British Medical Journal (BMJ). Cette étude inquiétante s'intitule : « Paracétamol : pas aussi sûr que nous pensions ? ». Elle met en garde contre les risques à forte dose du paracétamol. Le Doliprane et autres Efferalgan seraient ainsi susceptibles d'augmenter de 20 % les risques de maladie cardiovasculaires, d'infarctus et même d'accident vasculaire-cérébral (AVC). Ils pourraient également attaquer le système digestif en formant des ulcères. Une fois encore, les médias, les blogs, la tweetosphère s'affolent. On le croyait pourtant bien anodin, le paracétamol, depuis le temps qu'il accompagne les Français. Efficace au point d'avoir supplanté, dans les années 1980, l'aspirine ; il est l'antidouleur le plus vendu dans le pays et même dans le monde. En 2013, il s'en est écoulé en France quelque 400 millions de boîtes sous toutes les marques possibles (il y en a 93). Autant de boîtes qu'il faudrait donc ramener chez son pharmacien ? Et se remettre à l'aspirine ?

Le paracétamol est un antalgique de conception déjà ancienne. Il a été découvert par hasard à la fin du XIXᵉ siècle mais ne sera commercialisé que dans les années 1950. Peu à peu, il va supplanter l'aspirine comme antalgique car il est bien toléré. L'OMS et les autorités sanitaires internationales s'accordent toutes à le recommander en première intention contre la douleur passagère ou chronique. Les surdosages entraînent des risques parfaitement connus et identifiés, notamment pour le foie (hépatite aiguë) mais aussi pour le rein. Jusqu'à cette étude anglaise, rien n'avait été dit sur les risques liés à une consommation régulière et à long terme du paracétamol. Pourtant, les travaux menés par le professeur Philip Conaghan de l'hôpital britannique de Leeds démontrent un taux de mortalité accru pouvant atteindre 63 % chez les patients prenant de fortes doses de paracétamol (3 g par jour) sur plusieurs jours. Et les risques de maladies cardiovasculaires s'élèveraient jusqu'à 68 %. Le danger deviendrait réel à partir de deux semaines de prises continues d'au moins 15 comprimés par semaine.

Pour parvenir à ces édifiantes conclusions, l'équipe du professeur Conaghan s'est fondée sur d'autres études déjà publiées sur le paracétamol. Ce principe bien connu dans les recherches scientifiques porte un nom : la méta-analyse. Sur les 1 888 études retenues lors d'une première sélection, Conaghan n'en retient que huit. Il reconnaît lui-même « la faible qualité des éléments de preuves disponibles ». Toutes ses analyses, ses déductions et ses conclusions proviennent donc de ces huit études.

Très vite, comme dans le cas de la dompéridone, la communauté scientifique s'interroge sur les risques de biais (ces erreurs d'interprétation qui faussent des conclusions scientifiques). Des biais rendus d'autant plus possibles que le nombre d'études analysées est faible. Si l'on rentre dans les détails de ces biais, on remarque que les groupes de malades analysés sont peu représentatifs : l'un ne comporte que des infirmières, l'autre uniquement des médecins, un autre groupe n'est constitué que d'insuffisants rénaux chroniques... En France, l'étude britannique ne reçoit guère de soutiens de la part des médecins. Tous ou presque – du « pharma-sceptique » professeur Évin au chef du service de pharmacie clinique à l'hôpital Cochin, François Chast – s'accordent pour dire que le paracétamol est un médicament très utile avec moins d'effets secondaires que l'aspirine ou les anti-inflammatoires non stéroïdiens (AINS).

L'Agence française du médicament, très occupée au même moment avec les attaques de *Prescrire* sur la dompéridone, ne réagit pas à la polémique venue d'Angleterre. La notice du médicament rappelle très clairement que « les doses supérieures à 3 000 mg de paracétamol par jour nécessitent un avis médical » et qu'il ne faut « jamais prendre plus de 4 000 mg par jour ». Quoi qu'en dise le professeur Conaghan, le paracétamol ne va pas être remis en question. Ni placé sur la liste des médicaments sous surveillance renforcée.

En revanche, la crise suivante, celle d'un autre médicament *best-seller* en France, va se montrer plus complexe à gérer.

L'ibuprofène, ce médicament qui nous voudrait du mal

L'année 2015 n'est pas un bon cru pour les médicaments les plus célèbres et les plus vendus. Après le paracétamol, un autre pilier de notre pharmacopée se voit sérieusement remis en question. L'ibuprofène, spécialité utilisée contre la douleur et l'inflammation, accroîtrait le risque d'infarctus et d'accident vasculaire cérébral (AVC). Le lundi 13 avril 2015, l'annonce est faite publiquement. Elle émane non pas d'une revue indépendante de type *Prescrire* ou d'un collectif de médecins mais directement de l'Agence européenne du médicament. Chronologiquement, le cas de l'ibuprofène intervient juste un mois après l'affaire du paracétamol. L'opinion publique est en émoi. En quelques semaines, les deux médicaments les plus vendus en France sont accusés de dangers mortels. Deux médicaments pourtant en vente libre dans toutes les pharmacies (notamment en 200 mg pour l'ibuprofène).

L'ibuprofène est commercialisé depuis les années 1960. On le trouve aujourd'hui sous diverses marques. Les plus connues sont Advil, Nurofen, RhinAdvil, toutes du laboratoire américain Pfizer. Mais il est aussi vendu sous forme de multiples génériques. Il s'agit d'un anti-inflammatoire non stéroïdien (AINS) aux propriétés antalgique et antipyrétique. La posologie habituelle en cas de douleur chez l'adulte et l'enfant de plus de 12 ans est de 200 mg à 400 mg à raison de trois prises par jour. Soit un maximum de 1,2 g par jour. Pour le traitement d'une inflammation chez l'adulte, il ne faut pas dépasser 2,4 g par jour. Depuis une dizaine d'années, il est acquis par la communauté scientifique que les anti-inflammatoires non stéroïdiens peuvent augmenter légèrement le risque de formation de caillots de sang dans les artères (thromboemboliques artériels). Des risques qui concernent principalement les patients présentant déjà des pathologies cardiaques. Pour limiter ces risques, les autorités sanitaires européennes ont déjà mis en place des avertissements et ont recommandé de n'utiliser que les doses les plus faibles possibles.

Néanmoins, à la demande de l'agence britannique du médicament, une réévaluation européenne de l'ibuprofène a été lancée le 9 juin 2014, dont les résultats ont été rendus publics en avril 2015 et qui ont ajouté à la crise de confiance généralisée du grand public. Les médias ont pu parler ainsi de « liste noire des médicaments dangereux ou inutiles qui ne cessent de s'allonger chaque semaine ». Mais que dit exactement le rapport de l'EMA sur l'ibuprofène ? En fait, rien de très nouveau : « La réévaluation a confirmé un léger risque cardiovasculaire en cas de prise journalière supérieure ou égale à 2 400 mg. » Et plus important encore : « On ne constate aucun risque cardiovasculaire associé à la prise d'ibuprofène avec un dosage allant jusqu'à 1 200 mg par jour, qui est le dosage maximal généralement utilisé pour les préparations à administration par voie orale en vente libre dans l'Union européenne. » En clair, la réévaluation ne découvre rien de neuf et ne fait que confirmer les précédentes mises en garde. Pourtant *Le Figaro* n'hésite pas à titrer de manière inquiétante le 13 avril 2015 : « Les dangers cachés de l'ibuprofène ». Cachés, pas vraiment. Réels, assurément en cas de surdosage, surtout pour les patients cardiaques ou ayant eu un AVC.

Le problème de l'ibuprofène, tout comme du paracétamol, n'est-il pas plutôt son automédication rendue possible par un achat sans ordonnance ? Et en cela les mises en garde de l'EMA ou de l'Agence française du médicament ne peuvent rien y changer. D'autant plus que, dans le cas de l'ibuprofène, il ne faut jamais oublier qu'il s'agit d'un anti-inflammatoire non stéroïdien (AINS), un médicament tout sauf anodin. Les AINS possèdent de nombreux effets secondaires, principalement des risques d'ulcères et des risques cardiovasculaires.

La solution réside peut-être dans une meilleure communication auprès des patients en répétant sans faiblir qu'il faut utiliser la dose la plus petite possible et la plus efficace sur un laps de temps limité.

QUATRIÈME PARTIE

LA RÉVOLTE SILENCIEUSE DES VICTIMES

Les effets indésirables sont présentés sous forme de statistiques. En prenant tel médicament, il est indiqué au patient que le risque de présenter tel effet indésirable est de l'ordre de 1 pour 100 ou 1 pour 1 000. Ces statistiques offrent un appréciable confort intellectuel. Elles évitent de visualiser la matérialisation de l'effet indésirable. On parle de chiffre et on oublie l'humain. Pour arriver à cette déshumanisation du médicament, le raisonnement suivant est tenu : si un médicament est conçu pour soigner, il peut aussi tuer ou blesser. Ce présupposé est, semble-t-il, irrévocable. Il faudrait simplement l'accepter et vivre avec. Pourtant, derrière ces chiffres se trouvent des victimes aux destins brisés : 150 000 hospitalisations par an liées à des accidents médicamenteux. Qui donne la parole à ces personnes ?

Qui sait le sort réservé à ces blessés, à ces familles endeuillées ? Pendant longtemps, les victimes ont été les oubliées du système. Ce temps est révolu. Nous allons mettre en lumière le sort de ces personnes et les voies qui s'offrent à elles. Nous allons également briser un tabou : celui de l'indemnisation. Sans esprit polémique, notre devoir est d'exposer comment se chiffrent les préjudices.

Le « parcours du combattant » de la victime

Il faut rencontrer des victimes et les inviter à évoquer leur histoire. Nombre d'entre elles le disent spontanément : « C'est un parcours du combattant. » L'expression n'est pas galvaudée. Autant pour ces femmes et ces hommes dont le parcours judiciaire s'est terminé avec plus ou moins de succès, plus ou moins de rancœur aussi lorsqu'ils n'ont pas obtenu gain de cause, que pour ceux qui sont dans l'attente d'une décision depuis plusieurs années parfois. La lassitude se sent dans leurs propos. La plupart décrivent le sentiment d'une « double peine ». La victime l'est une première fois quand elle ressent dans sa chair l'effet indésirable qu'elle n'avait pas prévu, même s'il figure parfois en petits caractères dans la notice, noyé au milieu d'une liste d'effets possibles. Le corps médical a beau dire et répéter que cela peut arriver et qu'il faut vivre avec cette menace, le patient l'accepte rarement avec autant de facilité.

À cette injustice viendra s'ajouter par la suite la découverte d'une procédure complexe et longue pour faire valoir ses droits. Le malade pensait que son statut de victime allait de soi. Il ne comprend pas pourquoi sa parole n'est pas spontanément prise en compte, pourquoi il doit apporter des preuves, produire quantité de documents, être examiné sous tous les angles sous l'œil inquisiteur des experts... Pour faire valoir ses droits, on lui demande de payer des frais d'avocats et d'experts.

Tout cela pour un résultat incertain… et parfois une grande déception. « Tout ça pour ça », soupirent certaines victimes qui ont perdu toute illusion.

Pourquoi est-ce si difficile en France de faire valoir ses droits ?

Pour répondre à cette question, il convient de reprendre les différentes étapes de la démarche. La victime vient de vivre des moments douloureux, elle a expérimenté des effets secondaires répertoriés ou non sur la notice aux conséquences très variables. Elle s'en remet avec plus ou moins de séquelles. Parfois, dans le pire des cas, ce sont ses proches qui doivent engager le combat suite à son décès.

Quoi qu'il en soit, le temps médical est passé. C'est désormais l'heure judiciaire, celle des revendications et des attentes. Le patient veut être reconnu comme une victime au sens juridique du terme, c'est-à-dire être reconnu par la société. Il a souffert, il entend prendre le dessus sur son histoire, comprendre comment cela a pu arriver et demander des comptes.

Au-delà de tout aspect indemnitaire, le terme « victime » prend un sens particulier. Être reconnu comme une victime, c'est pouvoir dire à tous que ce que l'on a subi était injustifié. On se sent légitime à demander la réparation d'un dommage. Cette reconnaissance est un passage essentiel vers la reconstruction psychologique, en quelque sorte une catharsis salutaire. Cette étape est malheureusement encore trop souvent sous-estimée par le corps médical. Soigner le physique ne suffit pas. Mais peut-on le leur reprocher ? Certains diront qu'il n'appartient pas aux médecins de désigner des responsables. Aux médecins de soigner, à la justice de dire s'il y a un responsable et s'il doit réparer. Chacun son rôle.

Peut-on d'ailleurs parler de réparation ? Quand on évoque les dommages corporels – et même psychologiques –, on ne répare rien. On indemnise des conséquences matérielles, physiques, financières... au plus juste. La justice essaye modestement par ce biais de compenser au mieux ce qui a été subi. Pour indemniser les préjudices tels que le préjudice esthétique ou les souffrances endurées, la justice se réfère à des référentiels reprenant les indemnités couramment allouées en pareil cas. Les juges sont libres de fixer les indemnités en fonction des particularités de chaque dossier, mais l'existence de ces référentiels constitue néanmoins une garantie d'harmonisation des indemnités.

Pour vous donner une idée juste des indemnités accordées par les tribunaux, nous allons prendre un exemple précis.

Une indemnisation des conséquences du Distilbène

Le premier enfant de Madame D. – dont la mère avait pris du Distilbène pendant sa grossesse – naît prématuré. Les examens médicaux qui lui sont prescrits permettent d'isoler des anomalies utérines et notamment une importante « béance du col utérin », c'est-à-dire une ouverture anormalement grande du col qui constitue une des causes majeures d'accouchement prématuré.

La naissance prématurée de ce premier enfant est lourde de conséquences. Le bébé, une fille prénommée Camille, souffre de séquelles neurologique et orthopédique majeures. Celle-ci présente une quadriplégie spastique (c'est-à-dire une paralysie des quatre membres), des troubles cognitifs avec un retard mental important, une épilepsie, une dyspraxie bucco-faciale (des troubles de l'énonciation), des anomalies orthopédiques, des troubles importants de la vision et des incontinences.

Lors de la seconde grossesse, des soins préventifs sont mis en place : alitement complet à partir du quatrième mois et un cerclage, c'est-à-dire la pose d'un fil dans la paroi du col de l'utérus de manière à former une boucle fermée. Malheureusement, ce second enfant naît également prématuré sans subir les séquelles endurées par le premier. Les parents renoncent à avoir d'autres enfants.

Une procédure est engagée par les parents à l'encontre du laboratoire UCB Pharma. Selon les experts mandatés par la justice, après bien des débats, la béance du col et les accouchements prématurés sont en lien direct avec l'exposition *in utero* au Distilbène.

La cour d'appel de Versailles condamne le laboratoire UCB Pharma dans une décision du 16 mai 2013 car celui-ci a « manqué de prudence dans la diffusion et l'information sur les conditions dans lesquelles pouvait être administré le produit qu'elle fabriquait et proposait aux professionnels ». Selon les juges, la dangerosité de l'hormone contenue dans le Distilbène était connue. L'absence à l'époque d'informations dans la notice sur les risques liés à la prise du médicament a induit « une grave distorsion sur la perception du rapport bénéfices/risques chez les personnes exposées ».

La faute du laboratoire est retenue. Place à l'indemnisation.

Quand la justice chiffre les préjudices

Concernant l'enfant, le tribunal va détailler son handicap : « Elle ne peut pas réaliser les actes essentiels de la vie quotidienne et en raison de ses troubles cognitifs a du mal à communiquer ; ses activités affectives et familiales sont perturbées ; elle n'a pas pu avoir d'activités de loisirs des enfants de son âge et a un soutien scolaire adapté à la réduction de ses capacités mentales et cognitives ; elle a été prise en charge de jour par un centre où elle a reçu des soins en kinésithérapie, orthophonie, soutien psychologique, une rééducation en orthoptie ; autrement elle a besoin de l'aide d'une tierce personne, d'un appareillage en fauteuil roulant, corsets, siège spécial, lit médicalisé, la famille a dû acquérir un véhicule adapté ; son état n'est pas encore consolidé. »

Le tribunal fixe à 250 000 euros la provision (c'est-à-dire l'avance) accordée aux parents pour ce poste de préjudice dans l'attente d'une fixation définitive.

La mère se voit allouer une somme de 3 200 euros pour les quatre derniers mois de grossesse durant lesquels elle est restée alitée (soit 800 euros par mois).

Pour ses souffrances endurées comprenant le renoncement à d'autres grossesses, il est accordé une somme de 30 000 euros.

Pour le déficit fonctionnel permanent de la mère, ce qui regroupe dans le cas présent une « morphologie utérine défectueuse » et les « angoisses en raison des contrôles médicaux accrus exigés par l'état médical », une somme de 50 000 euros est accordée.

Le préjudice d'agrément lié au renoncement de toute activité de sports ou de loisirs en raison de la nécessité de soins constants de l'enfant, est indemnisé à hauteur de 15 000 euros.

Le préjudice sexuel caractérisé par « l'impossibilité de s'épanouir dans sa vie intime et le renoncement à l'acte de procréation » est fixé à 10 000 euros.

Le père n'est pas oublié. Pour « le préjudice moral lié au fait qu'il a partagé les angoisses de son épouse lors de sa seconde grossesse et au fait qu'il doit renoncer à d'autres paternités », il lui est accordé une somme de 6 000 euros.

Pour les deux parents, une somme de 80 000 euros est fixée en réparation du préjudice moral « résultant de ce qu'ils sont tenus par les nombreux rendez-vous médicaux de l'enfant, mais également du fait qu'ils voient leur fille souffrir de son handicap ».

Le préjudice économique lié au fait pour la mère qu'elle « n'a jamais pu reprendre son activité à plein-temps et n'a pu bénéficier du plaisir de la promotion dans le cadre professionnel » et pour le père le fait qu'il a dû « refuser de l'avancement pour rester dans un lieu proche d'un établissement de soins spécialisés » est globalement indemnisé par le versement d'une somme de 100 000 euros.

Le deuxième enfant perçoit une indemnisation de 25 000 euros pour le préjudice subi par cet enfant « dont les soins et les activités se trouvent limitées par l'attention que requiert sa sœur, outre le préjudice moral ressenti à raison des perturbations qu'apporte le handicap dans la vie familiale et affective de l'enfant ».

Alors, oui, cela représente beaucoup d'argent, près de 700 000 euros. Mais n'oublions pas deux choses :

- Cette indemnisation est rare pour ne pas dire exceptionnelle. Les décisions condamnant un laboratoire sont rarissimes tant les conditions à remplir pour obtenir gain de cause sont contraignantes.
- Les sommes accordées ne sont que la conséquence de la responsabilité du laboratoire retenue par le tribunal. Elles ont été déterminées à la hauteur des préjudices subis et sont définitives. Il ne sera pas possible de solliciter de nouvelles indemnités, sauf aggravation de l'état de santé.

Pour finir, même si cette somme semble élevée, elle n'est en rien comparable avec ce qui se pratique outre-Atlantique.

Pas de dommages et intérêts punitifs pour les labos

Nous ne connaissons pas en France les dommages et intérêts punitifs, très en vogues aux États-Unis. Pour bien comprendre cette notion, prenons un cas précis, celui de Gary Charbonneau, habitant du Minnesota atteint de la maladie de Parkinson. Il se voit prescrire en 1997 par son médecin du Mirapex, un traitement au long cours commercialisé par le laboratoire allemand Boehringer-Ingelheim. À partir de 2002 et jusqu'en 2006, alors qu'il prend quotidiennement les comprimés, il développe un trouble du comportement matérialisé sous la forme d'une addiction au jeu. Il perd au total 260 000 dollars. Son traitement est modifié et les troubles disparaissent comme par enchantement. Le laboratoire met alors à jour la notice de son médicament, laquelle mentionne désormais le risque de développer des addictions.

Gary Charbonneau et son épouse décident de porter l'affaire en justice. Tous deux reprochent au laboratoire de ne pas les avoir informés du risque. Le 30 juillet 2008, la cour fédérale du Minnesota se prononce et donne gain de cause aux époux Charbonneau. Le jury décide d'accorder un dédommagement aux victimes se décomposant comme suit : 204 000 dollars pour les pertes de jeu, 175 000 dollars pour le préjudice moral et 100 000 dollars pour les frais annexes (intérêts d'emprunt notamment). Le montant du préjudice moral est déjà très au-dessus du standard français. Au mieux, un Français aurait perçu dans la même situation 20 000 ou 30 000 euros. Mais le meilleur reste à venir.

Le jury a condamné le laboratoire à verser à chaque époux Charbonneau une somme de près de 4 millions de dollars au titre des dommages et intérêts punitifs ! Au total, le laboratoire a ainsi déboursé une somme de près de 8,36 millions de dollars !

Ces dommages et intérêts punitifs ont pour but de littéralement « punir » le professionnel qui n'a pas respecté ses obligations. Non seulement le montant doit priver le fautif de tous les gains dont il aurait pu bénéficier, mais il se veut également dissuasif, afin d'empêcher la réitération du comportement. Le jury qui fixe le montant recherche dans le comportement de l'auteur une mauvaise foi, une imprudence ou encore une fraude.

Le montant des dommages et intérêts est calculé pour que le chiffre ait un impact financier réel. Il est donc sans commune mesure avec le préjudice réellement subi. Cette notion explique en partie les sommes exorbitantes de certaines indemnisations accordées outre-Atlantique.

Une victime française sait, elle, qu'elle ne pourra demander que l'indemnisation de son préjudice, pas plus, en espérant d'ailleurs qu'elle puisse en justifier. La philosophie en France est de rechercher une stricte équivalence entre le montant des dommages et intérêts et la réparation du préjudice. Les tribunaux utilisent d'ailleurs l'expression de « dommages et intérêts compensatoires ». Le coût de ces indemnisations pour l'industrie reste donc très marginal et il n'est pas envisagé d'intégrer dans notre droit cette référence aux dommages et intérêts punitifs qui supposerait un changement en profondeur de la philosophie de notre droit.

Quand la victime doit-elle décider de se lancer dans ce combat ?

À peine remise, une victime peut décider de se lancer corps et âme dans l'action et engager une procédure. D'autres auront besoin de temps et n'engageront aucune action avant plusieurs années.

Les statistiques en la matière n'existent pas, non pas que l'on manque de données, mais plutôt de la capacité à distinguer les causes des hospitalisations ou des décès lorsqu'un médicament est incriminé : surdosage, erreur de prescription, erreur de composition, ou bien un véritable effet indésirable... ? Les causes sont nombreuses. Selon le rapport 2014 de l'Office national d'indemnisation des accidents médicaux, « 62 % des réclamations sont déposées durant l'année de l'acte mis en cause. En cumul, près de 76 % des réclamations sont déposées dans les deux ans qui suivent l'accident. Il reste cependant environ 10 % de dossiers pour lesquels la réclamation a lieu cinq ans ou plus après l'acte ». Mais ces chiffres englobent tous les recours, quel que soit le motif (effet médicamenteux, erreur d'un chirurgien, surdosage, etc.).

Ainsi, la grande majorité des victimes décide de se lancer dans des démarches dans les deux années qui suivent le dommage. Il ne faut d'ailleurs pas trop attendre car il existe des délais de prescription. Et si l'on peut parfaitement comprendre qu'une personne ait besoin de temps pour prendre la décision d'engager ou non une procédure, elle doit avoir conscience que le délai pour agir est relativement court.

En témoigne ce cas dramatique. Lucas est un enfant de 7 ans qui présente début février 1998 une « rhino-pharyngite fébrile » – un rhume – traitée par le médecin généraliste de la famille. Celui-ci prescrit un traitement à base de Doliprane et d'Aspégic dont les autorisations de mise sur le marché sont détenues par le laboratoire français Sanofi Aventis. Le médecin y associe un antibiotique, le Clamoxyl, du laboratoire anglais Glaxosmithkline (GSK).

Dans la nuit du 12 au 13 février 1998, l'enfant réagit et souffre d'une éruption généralisée maculo-papuleuse (le corps est recouvert de taches rouges). Il est hospitalisé aux urgences pédiatriques pour un syndrome de Lyell (dit également de « l'écorché vif ») toxi-médicamenteux. L'un des trois médicaments qu'a pris Lucas entraîne une réaction du système immunitaire aboutissant à la nécrose des cellules de la peau et à une atteinte des muqueuses. En clair, la peau se détruit et disparaît. L'atteinte de la muqueuse oculaire évolue vers la cécité de l'enfant. Trois greffes de membrane amniotique n'améliorent pas son état. Lucas est atteint sur 75 % de son corps.

La famille du jeune garçon tarde à engager une procédure, doutant de pouvoir obtenir la moindre indemnisation. En juillet 2008, elle saisit le tribunal de grande instance de Paris d'une demande d'expertise.

Les experts concluent que « le syndrome de Lyell de Lucas a été directement causé par la prise des trois médicaments sans qu'il soit possible de l'attribuer à l'un d'entre eux plus précisément ». Après un complément d'expertise, les experts sont d'avis que le syndrome de Lyell a été « vraisemblablement lié en premier lieu à la prise de l'acide acétylsalicylique et/ou du paracétamol ». L'antibiotique est mis hors de cause et, par conséquent, le laboratoire GSK.

En avril 2012, la famille fait assigner la société Sanofi Aventis devant le tribunal de grande instance de Paris aux fins de la voir condamner à réparer les préjudices subis par Lucas et ses proches. En janvier 2014, le tribunal juge le laboratoire responsable des dommages subis par Lucas et le condamne à verser, en particulier à Lucas, 770 000 euros au titre de ses préjudices patrimoniaux (préjudices économiques) et 551 000 euros pour ses préjudices extrapatrimoniaux (préjudice d'agrément, souffrances endurées, etc.). Au total, le laboratoire est condamné à verser une somme d'1,5 million d'euros. Le laboratoire interjette appel et se prévaut de la prescription de l'action en responsabilité.

La loi fixe en effet deux délais pour agir :

- soit 3 ans à compter de la date à laquelle le demandeur a eu ou aurait dû avoir connaissance du dommage, du défaut et de l'identité du producteur ;
- soit 10 ans à compter de la date à laquelle le producteur a mis en circulation le produit qui a causé le dommage.

Or, dans le cas présent, le dommage s'est manifesté le 13 février 1998 et le tribunal a été saisi en juillet 2008. En mars 2015, la cour d'appel de Paris juge l'action en responsabilité prescrite… à quelques mois près.

Résultat : alors que les expertises avaient démontré que le médicament était bien la cause de l'ensemble des dommages subis par l'enfant, aucune indemnisation n'est intervenue en raison de la prescription de l'action en responsabilité. On peut sans peine imaginer le désarroi de cette famille et le sentiment d'injustice que ses membres ont dû ressentir.

Combien de personnes sont-elles victimes de médicaments ?

La Commission des affaires sociales de l'Assemblée nationale a déposé un rapport instructif dans la suite de l'affaire du Mediator. Selon le document, « on estime dans notre pays à 150 000 le nombre d'hospitalisations annuelles liées à des accidents médicamenteux et de 13 000 à 18 000 le nombre de morts provoquées par des médicaments ». Et encore, ces chiffres n'intègrent que les cas les plus graves.

Combien de dossiers donneront-ils lieu à une procédure ? S'il est impossible de fournir un chiffre pour les procédures amiables, faute de statistiques, il est plus facile de trouver des indications sur les procédures contentieuses. Ainsi, la principale base de données jurisprudentielles comporte plus de 2 millions de décisions de justice référencées sur une vingtaine d'années. En procédant à une recherche par mots-clés (« médicaments », « responsabilité », « laboratoire » et « indemnisation »), seules… 168 décisions sont trouvées. Et encore ! Un dossier peut donner lieu à plusieurs décisions référencées, ce qui réduit d'autant les chiffres. Et engager une procédure ne signifie pas obtenir une indemnisation.

Ainsi, sur 2 millions de références jurisprudentielles, moins de 200 procédures en responsabilité sont liées à un accident médicamenteux. Autant dire rien de significatif.

On peut donc légitiment se poser la question : comment se fait-il que 150 000 hospitalisations par an et 18 000 décès donnent lieu à aussi peu de procédures ? Plusieurs raisons peuvent être avancées : l'écoulement du délai n'est pas sans incidence. L'expérience montre que plus on attend, plus les chances de succès s'amenuisent. L'explication est simple : avec le temps, les souvenirs s'estompent, les pièces s'égarent, la volonté aussi disparaît. Les premiers mois sont le temps de la révolte. Puis la plupart des personnes finissent par accepter de vivre avec cette douleur tout en conservant un fort ressentiment.

L'autre élément qui explique la rareté des recours tient à la complexité des démarches à accomplir et à leur coût. La victime se rend vite compte qu'elle s'engage dans un bras de fer qui peut la démotiver. S'attaquer à des blouses blanches et à une industrie si puissante peut, à juste titre, impressionner.

Ceux qui, malgré tout, engagent une action, se décident à entrer dans la bataille dans les deux années qui suivent la consolidation ou la guérison, deux notions à ne pas confondre. Une victime est considérée comme guérie lorsque l'on constate une guérison apparente des lésions. Certes la personne a subi un préjudice indemnisable mais elle n'en conserve aucune séquelle. À l'inverse, une victime est dite « consolidée » lorsque des lésions prennent un caractère permanent, parfois définitif. Malgré les traitements médicaux, l'état de santé de la personne n'est pas susceptible d'évolution.

À la distinction de notions correspondent des dommages d'une ampleur bien différente : la personne qui est atteinte de séquelles permanentes pourra demander une indemnisation bien supérieure.

Quels sont les choix proposés à une victime pour tenter de faire valoir ses droits ?

Deux voies de recours possibles

Évacuons tout de suite une éventualité, celle qui consisterait pour le professionnel de santé à spontanément offrir une indemnisation au patient reconnaissant ainsi sa responsabilité. Un professionnel de santé n'a aucune obligation légale d'indemniser un patient à la suite d'effets secondaires quelles que soient les évidences. Même si le médecin rédige à l'intention du patient un certificat médical attestant qu'il a présenté une réaction en lien direct avec son traitement, il n'a aucune chance de recevoir une compensation du producteur du médicament en lui exposant son cas.

Dans la très grande majorité des cas, l'indemnisation sera versée parce que le professionnel de santé aura été condamné ou parce qu'il y aura été contraint dans les circonstances que l'on va décrire. Nous n'avons pas trouvé d'exemples publiés dans lesquels le professionnel a pris l'initiative de reconnaître sa responsabilité. Il semble au contraire se contenter d'attendre de n'avoir pas d'autre choix avant de verser quelque somme que ce soit.

Ceci précisé, la distinction entre les voies de recours se fait entre la voie dite « amiable » et la voie « contentieuse ». Chacune a ses avantages et ses inconvénients. Le choix doit s'opérer en prenant conscience du chemin à parcourir.

La voie amiable

La voie amiable offre des attraits indéniables. Elle a été instaurée en 2002 par le secrétaire d'État à la santé de l'époque, Bernard Kouchner. Cette loi porte d'ailleurs son nom. Ses objectifs étaient de désengorger les tribunaux de ce contentieux et de faciliter les démarches des victimes avec deux atouts majeurs : la gratuité de l'expertise médicale et une durée de traitement relativement courte (environ un an).

L'attrait de cette voie tient aussi à son aspect « administratif » : on ne parle pas de contentieux ou encore de tribunal. Le recours à un avocat est facultatif. L'indemnisation apparaît ainsi dédramatisée, facilitée… alors pourquoi s'en passer ?

En pratique, la victime adresse un formulaire téléchargé sur le site Internet de l'Oniam et son dossier est alors traité par une commission de conciliation et d'indemnisation des accidents médicaux (CCI) géographiquement compétente. Il en existe six en France.

Le dossier comprend des rubriques que tout à chacun peut remplir sans trop de difficultés : description des préjudices, du traitement, des produits ou des professionnels de santé mis en cause, communication des dossiers médicaux, etc. (voir Annexe 6 pour l'adresse du site Internet où télécharger le formulaire type). Le requérant n'a pas besoin de se lancer dans des recherches pour démontrer les éventuels manquements des personnes intervenues dans les soins. Le dossier est ainsi relativement simple à remplir, ce qui répond à l'objectif recherché.

Mais attention, tous les dommages ne sont pas éligibles à une indemnisation *via* ce processus. Cette discrimination entre les dommages subis constitue un sérieux handicap à cette procédure. Examinées à la loupe, les conditions posées pour que le dossier soit recevable apparaissent drastiques. D'ailleurs, en 2014, sur 4 800 avis rendus par les CCI, seuls une cinquantaine portaient sur la mise en cause d'un matériel médical ou d'un produit de santé.

Des conditions de recevabilité contraignantes

Le dommage est LE critère pour décider si le dossier est oui ou non recevable. Ne sont ainsi admis que les dossiers aux conséquences les plus graves. Comme la gravité est un critère possiblement subjectif, le législateur a mis en place des seuils.

Un dommage est considéré comme grave dans les cas suivants :

- Il a entraîné le décès de la victime ;
- Le taux d'atteinte permanente à l'intégrité physique ou psychique des victimes doit être supérieur à 24 %.

Cette atteinte permanente correspond à la réduction du potentiel physique, intellectuel ou psychosensoriel d'une personne par rapport à un état antérieur. Par exemple, l'amputation du gros orteil correspond à un taux de 10 %, l'amputation de tous les orteils à 15 %. Ainsi, si une personne est amputée de tous ses orteils à la suite de la prise d'un médicament, son cas ne sera pas assez « grave » pour qu'elle puisse emprunter la voie amiable.

Prenons comme exemple ce témoignage cité dans les actes d'un colloque qui s'est tenu à Paris en 2009 sur le thème de la réforme de l'indemnisation amiable. Il est édifiant.

> « Je suis très fier de pouvoir m'exprimer devant vous. Je suis né le 16 mars 1937, j'ai donc 72 ans. Jusqu'en 1998, je dirigeais une petite entreprise de chauffage et climatisation de 25 personnes. Ma fille m'a succédé, mais, dans la mesure de mes moyens, je continue à lui apporter mon aide. Pour mes loisirs, je pilote des avions de tourisme ; je pilotais, car en raison de mon handicap, la réglementation limite de façon importante la pratique de ce sport. Voici ce qui m'est arrivé. Le jeudi 20 novembre 2003, au cours d'une opération de la cataracte dont la nécessité n'a pas été établie, j'ai été victime d'une endophtalmie à streptocoques qui a eu pour conséquence la perte quasi totale de mon œil droit, la première expertise de septembre 2005 a défini une acuité visuelle de 1/20, une dernière expertise en janvier 2009 confirme ce constat. En début avril 2004, j'ai commencé la constitution du dossier Oniam/CCI. Le 24 janvier 2005 [*sic*], il y a eu désignation d'un expert, soit 14 mois entre les deux dates. Le 1er juillet 2005, notification de l'expert, et le 19 juin 2006, je reçois une décision d'irrecevabilité de la CCI. Cette décision intervient 26 mois après le début de la constitution du dossier. Il a fallu 7 mois et demi à la CCI pour constater que mon taux d'atteinte permanente à l'intégrité physique était de 20 % donc inférieur aux 24 % fatidiques. Le 4 juillet 2006, la CCI, qui m'avait écrit pour notifier l'irrecevabilité, me propose la nomination d'un conciliateur. Le 26 septembre 2006 se tient la réunion de conciliation suivie le

> 16 novembre par un constat de non-conciliation. Avec le soutien du LIEN (une association de défense des patients et des usagers de la santé NDLR), je me suis enfin mis en relation avec un avocat et il y a eu assignation. La démarche entreprise donc il y a 2 ans et demi n'a pas encore abouti, ce qui veut dire que 5 ans et demi après le préjudice, je suis toujours dans l'expectative. »

Dans cet exemple, le patient a perdu la vue d'un œil, ce qui équivaut à un taux d'atteinte permanente de 20 %. Son cas n'est donc pas assez « grave » pour être recevable et explique la décision de la commission.

Comment est calculé le taux d'atteinte permanente ?

Ce taux est calculé selon des tables médicales de référence qui comprennent quasiment tous les cas possibles. C'est un indicateur fiable et synonyme de garantie d'équité. Ainsi, deux personnes atteintes du même handicap habitant à Marseille et à Lille ont toutes les chances d'être traitées de manière équivalente en se voyant attribuer le même taux d'atteinte permanente.

Attention cependant, pour se voir reconnaître un tel taux, la commission va vérifier que la personne présente des séquelles à vie (une fois la fameuse « consolidation » de son état acquise). Peu importe que la personne ait été hospitalisée de nombreux mois ou qu'elle ait souffert le martyre. Si aucune atteinte permanente n'est relevée, son dossier sera irrecevable. Ce critère de gravité peut être mal ressenti par les victimes dont certaines ont vécu l'enfer pendant plusieurs semaines ou plusieurs mois sans que subsistent de séquelles à vie. Alors, comment faire ?

La loi propose une « solution de rattrapage » pour ces cas. Le dossier de la victime sera également recevable si elle prouve avoir subi un arrêt temporaire de ses activités professionnelles au moins égal à six mois consécutifs ou pas sur une période de douze mois. Naturellement, cette solution n'est ouverte qu'aux personnes exerçant une activité professionnelle...

Néanmoins, un ultime recours est possible : « les troubles particulièrement graves ». À titre exceptionnel, la commission sera encore compétente lorsque la personne présente des « troubles particulièrement graves » dans ses conditions d'existence – y compris d'ordre économique – ou bien encore si elle est confrontée à une inaptitude définitive à exercer l'activité professionnelle antérieure. Ce critère est laissé à la libre appréciation de la commission. Par exemple, un pianiste professionnel qui est amputé d'un doigt bénéficiera de cette disposition ou encore un pilote de ligne atteint d'une baisse de son acuité visuelle mettant un terme à sa carrière professionnelle.

Statistiquement, plus d'un quart des demandes font l'objet d'un rejet avant expertise en raison principalement d'un « seuil de gravité manifestement non atteint ».

Il est donc évident que la voie amiable est de fait réservée aux cas les plus graves. L'avantage décisif de cette voie reste lié à l'expertise médicale gratuite.

Le bénéfice d'une expertise gratuite

Comme nous l'avons indiqué, trois quarts des dossiers sont en moyenne jugés recevables parce que le dossier remplit en apparence le critère de gravité (n'oublions pas qu'à ce stade, le dommage est simplement apprécié à partir des pièces communiquées).

Si la victime franchit ce premier seuil, elle bénéficie d'une expertise médicale gratuite. C'est un sérieux avantage pour le requérant lorsque l'on sait qu'une expertise médicale sollicitée devant un tribunal représente un coût moyen entre 1 000 euros et 5 000 euros, à la charge de celui qui la sollicite. L'expertise a pour objet de comprendre ce qui s'est passé et d'identifier des erreurs de diagnostic, un geste chirurgical inapproprié, une imputabilité des préjudices subis à un produit de santé ou à un professionnel de santé, l'étendue des préjudices...

Cela dit, cette voie n'est pas sans présenter un certain nombre d'inconvénients.

Les inconvénients de la procédure amiable

L'erreur souvent commise par la victime qui a pu bénéficier d'une expertise est de penser que le processus est « simplement » administratif. Jusqu'alors, tout s'est passé par correspondance et la victime reçoit une convocation à se rendre dans une clinique ou un hôpital, parfois loin de son domicile, pour se soumettre à l'expertise. À ce stade, la partie est encore loin d'être gagnée. Ainsi, trop de victimes se présentent aux opérations d'expertise sans avoir idée de ce qui va se passer.

L'expertise est menée de manière contradictoire, ce qui signifie que chaque partie (la victime et le laboratoire) et l'expert se communiquent les pièces. Chacun a le droit de se défendre et de présenter tous les arguments qui lui paraissent utiles. Ainsi, si la victime arrive seule au rendez-vous d'expertise, elle va découvrir qu'elle sera confrontée au minimum à un expert dépêché par le professionnel de santé (laboratoire ou médecin) pour défendre ses intérêts. Cet expert sera éventuellement assisté d'un avocat rémunéré par l'assureur de ce même professionnel. Ces personnes auront entre les mains tout le dossier médical du patient sans que puisse leur être opposé le secret médical. Ils sauront tout sur le patient.

De son côté, la victime se retrouve bien souvent seule en n'ayant pas préparé l'expertise. Car dire que l'expertise est gratuite ne veut pas dire que la victime doit se présenter seule. C'est même exactement l'inverse : plus le dossier est compliqué, plus la victime a intérêt à être accompagnée soit par un avocat soit par un médecin-conseil, soit par les deux. Malheureusement, cela a un coût… à moins que la victime ne dispose d'une assurance de protection juridique qui accepte de prendre en charge en totalité ou en partie ces frais.

L'expertise : une épreuve

L'expertise est souvent vécue comme une épreuve. La personne est confrontée à des professionnels qui maîtrisent à merveille toutes les techniques pour déstabiliser la partie adverse. Rien de plus simple – lorsque l'on maîtrise le vocabulaire médical et juridique – de chercher à influencer l'expert. Certes, en théorie, cet expert doit s'assurer de rester parfaitement indépendant et d'être attentif aux tentatives d'influence. Dans les faits, et c'est humain, l'expert médical discutera « médical » avec le médecin désigné par l'assureur du professionnel santé. Pour peu que la victime soit intimidée par ses interlocuteurs et n'ose pas s'exprimer, vous aurez un rapport d'expertise qui, au mieux, sous-évaluera les préjudices et les fautes, au pire, les niera.

Le cas des expertises sur les effets secondaires des médicaments

Ce constat se vérifie d'autant plus dans les dossiers relatifs aux effets secondaires des médicaments. Le produit suspecté se trouve placé sur la sellette et l'industriel est mis en cause.

L'enjeu est alors énorme pour le laboratoire. Mettre en cause un médicament dans un cas, c'est prendre le risque que ce cas fasse boule de neige, qu'il se transforme en centaine ou en milliers de procédures s'il est un tant soit peu médiatisé.

C'est aussi envisager des retombées administratives avec une diminution du taux de remboursement, voire une catastrophe financière assurée si le retrait – médiatique – du médicament est ordonné. Toute personne qui décide de mettre en cause un médicament devrait avoir conscience des enjeux financiers que sa réclamation va soulever.

On comprend que dans de telles situations, le laboratoire ne laisse rien au hasard. Il va mandater ses meilleurs experts, des cabinets d'avocats payés fort chers. Tous les moyens sont bons pour contester les informations du patient-victime et convaincre l'expert que le dommage allégué n'est en rien imputable au médicament, voire qu'il n'y a pas de dommage…

Lorsque le laboratoire sort l'artillerie lourde, c'est-à-dire lorsqu'il dépêche ses médecins experts et ses avocats, la victime se trouve complètement désarmée. Elle pensait que cette procédure amiable lui apporterait un dédommagement financier rapide et sans douleur et la voilà au milieu d'une expertise dont les enjeux la dépassent largement. Combien de victimes sortent-elles anéanties de telles expertises, écrasées par le rouleau compresseur de l'adversaire ? Le combat est inégal.

La victime doit-elle être assistée ?

Pour tenter d'équilibrer les forces en présence, la solution consiste pour le patient à être également accompagné d'un médecin-conseil et d'un avocat spécialisé dans ces questions.

La solution est idéale… sur le papier. Car, qui paye ? L'avocat et le médecin-conseil n'interviendront pas gratuitement. Si la victime a les moyens de les rémunérer, tant mieux pour elle. Mais ce cas n'est pas le plus fréquent. Le plus souvent, la personne est dans une situation financière délicate, en partie liée aux conséquences des effets secondaires. Le système est injuste car on ne peut décréter l'équilibre entre les parties en présence. Le laboratoire disposera toujours d'une ligne de crédit quasi illimitée pour se défendre alors que la victime ne pourra souvent compter que sur elle-même ou, à la rigueur, sur son assurance de protection juridique.

C'est sur ce point que pêche ce type de procédure dite « amiable ». L'amiable est d'apparence. Prenant conscience de cette disparité de situation, l'Oniam propose bien une aide financière de 700 euros pour aider le requérant à financer ces coûts, mais l'aide est octroyée en fin de processus… un peu tard pour que cela s'avère vraiment efficace.

La lourde tâche de l'expert

Mettons-nous maintenant un instant à la place de l'expert qui examine un patient souffrant de cécité définitive quelques heures après avoir pris un médicament qui n'est pas connu pour produire ce type d'effet. Cet expert supporte une pression énorme. Évaluer les préjudices passe encore, car il dispose de référentiels pour réaliser ce travail, mais dire si ces préjudices sont en lien de cause à effet avec le traitement, voilà qui semble assurément plus complexe. Le laboratoire va certainement l'inonder de littérature pour le convaincre que, si le patient a perdu la vue quelques heures après l'ingestion du médicament, celui-ci ne peut être incriminé et qu'il s'agit d'une malheureuse coïncidence chronologique. Il va essayer de trouver toute une série d'autres explications. Et ce n'est guère compliqué.

Le processus d'indemnisation des victimes du Mediator en fournit un exemple parfait. Lorsque la victime reçoit le rapport d'expertise qui confirme la prescription de Mediator, l'existence d'un lien de causalité entre la prise de ce médicament et la pathologie valvulaire, le collège d'experts demandent aux parties de présenter leurs observations. C'est à ce moment-là qu'intervient

Servier. Le site du « manifestedes30.com » décrit la réaction du laboratoire lorsque le rapport est déposé : « La première marque de compassion du laboratoire Servier est matérialisée par un courrier d'une centaine de pages, adressée à l'Oniam et dont (la victime) reçoit la copie en recommandé. Ce dossier comporte une lettre d'introduction, un argumentaire d'une vingtaine de pages qui conteste point par point la totalité de l'avis rendu par les experts indépendants de l'Oniam et une centaine de pages d'annexes. »

Le moyen pour l'expert de s'en sortir est de conclure que le dommage est peut-être en lien avec le traitement… ou peut-être pas, c'est-à-dire de qualifier de douteux le lien de cause à effet. Dans cette hypothèse, la commission n'aura pas d'autre choix que de reconnaître la gravité du préjudice présenté par le requérant mais de rejeter sa demande en l'absence d'un lien de cause à effet certain.

Si les conclusions de l'expertise sont favorables à la victime

Supposons que les conclusions de l'expertise se révèlent favorables à la victime. Celle-ci présente les critères de gravité exigés et son dommage a bien pour origine tel médicament. La commission de conciliation et d'indemnisation des accidents médicaux (CCI) va alors rendre un avis favorable à l'indemnisation. Cet avis prend en considération deux situations bien distinctes.

Première situation, la CCI considère que l'accident médical met en évidence une faute du professionnel de santé. Celle-ci « invite » l'assureur de ce professionnel à formuler une offre indemnitaire. L'assureur dispose d'un délai de quatre mois pour matérialiser cette offre à la victime. Si la victime accepte l'offre après en avoir éventuellement discuté le montant, le dossier prend fin par la signature d'une transaction entre les parties.

Mais là encore, le système atteint vite ses limites. Les avis des CCI ne sont pas contraignants. Ce n'est pas une décision de justice que l'on peut faire exécuter par la contrainte par exemple.

L'assureur du professionnel de santé n'est donc pas obligé de formaliser une offre indemnitaire. Il n'a même pas à se justifier. Il suffit qu'il ne soit pas convaincu par les conclusions de l'expertise ou par l'avis émis par la CCI. Ce sera généralement le cas si c'est un médicament qui est en cause. Indemniser à ce stade la victime, c'est pour le laboratoire reconnaître que son médicament est défectueux. Combien de laboratoires sont-ils prêts à accepter cette solution ?

Fort heureusement, les textes ont prévu la parade par faveur pour les victimes : si l'assureur refuse de formaliser une offre indemnitaire à la victime, l'Oniam se substitue à l'assureur défaillant. Et encore ! L'Oniam est libre de sa décision et peut à son tour refuser de faire la moindre offre, par exemple, lorsqu'il n'est pas convaincu par l'expertise ou par l'avis de la CCI. Dans ce cas, la victime repart sans rien et conserve un sentiment de grande amertume. Il ne lui reste plus qu'à engager une procédure judiciaire… et à redémarrer à zéro si sa motivation est toujours intacte.

Seconde situation, la commission ne note aucune faute et considère que le dommage relève d'un « aléa thérapeutique ». Qu'est-ce qu'un « aléa » thérapeutique ? Schématiquement, c'est une complication qu'on ne pouvait prévoir, qui entraîne une conséquence anormale pour le patient tant au regard de son état de santé antérieur que de l'évolution prévisible de cet état. En clair, le dommage subi est « la faute à pas de chance ». Le laboratoire ne peut être mis en cause. Dans cette hypothèse, un fonds de garantie, l'Oniam, sera alors invité à formuler une offre indemnitaire.

Des indemnités moindres ?

Le dernier inconvénient de ce système amiable tient au montant des indemnités. En pratique, si la victime réussit à engager la responsabilité d'un professionnel de santé ou bien si l'Oniam formule une proposition, c'est « à prendre ou à laisser ». Le montant des indemnités va, en effet, être estimé par l'assureur ou l'Oniam, pas par la victime. Et on se doute bien que les propositions ne seront pas revues à la hausse. L'assureur et l'Oniam utilisent chacun un barème de référence, sorte de compromis entre une indemnisation qu'ils jugent acceptable pour la victime et une indemnisation compatible avec leurs exigences financières. Si la victime discute un peu trop les chiffres, l'assureur et l'Oniam peuvent, à tout moment, mettre fin à la discussion, sans aucun recours de la victime si ce n'est d'engager un parcours contentieux. C'est un peu comme si l'on demandait à une personne arrêtée pour un excès de vitesse de fixer elle-même le montant de l'amende.

Dans les faits, l'indemnisation obtenue par ce processus est bien moins élevée que celle obtenue devant un tribunal. Prenons l'exemple frappant de ce patient parkinsonien devenu *addict* aux jeux en raison de son traitement.

Didier J., s'estimant victime de déviances sexuelles et de jeu pathologique à cause du Requip du laboratoire anglais GSK, saisit en janvier 2006 la CCI des Pays de la Loire afin d'obtenir l'indemnisation de ses préjudices. Sa femme et ses enfants se joignent à la procédure (pour les détails de l'histoire de Didier J., voir le chapitre intitulé « Requip, le traitement qui rend fou »).

L'expertise collégiale réunissant un neurochirurgien, un pharmacologue et un psychiatre, a été menée en présence des médecins-conseils et des avocats du laboratoire incriminé. Le rapport est déposé en octobre 2006. Il est favorable aux demandeurs. Les experts relèvent ainsi que « les faits sont en relation directe avec la prise du médicament Requip ». Sur la base de cette expertise, la commission rend un avis en février 2007. Elle estime que « les conduites addictives [...] qui ont été celles de Monsieur Didier J. pendant la période où il a été traité par Requip n'ont pas de cause toxique identifiée, autre que ce médicament Requip ». La commission « retient en conséquence que les troubles [...] sont [...] apparus [...] du fait que ce produit est, en soi, de nature à provoquer ces troubles, en sorte qu'il existe un lien de causalité direct entre le traitement et le dommage, ce lien étant un lien chimique, objectivement et chimiquement établi ». En conclusion, la responsabilité du laboratoire est engagée à hauteur de 80 %, « du fait de la défectuosité de ce produit, c'est-à-dire de l'anormalité de la survenance du dommage. Monsieur Didier J. ne s'étant pas exposé en pleine connaissance de cause aux troubles qu'il a rencontrés ». La Commission retient également la responsabilité du neurologue dans la proportion de 20 % pour ne pas avoir informé le patient des risques.

Les assureurs du laboratoire pharmaceutique et du médecin contestent l'avis et refusent de présenter une quelconque offre indemnitaire. Devant un tel refus, Didier J. et sa famille n'ont d'autre choix que de saisir l'Oniam. En novembre 2007, l'Office entérine l'avis de la CCI et propose une offre indemnitaire à chacune des victimes.

L'épouse et les enfants de Didier J. obtiennent ainsi une indemnisation de 10 000 euros chacun, au titre du préjudice moral. S'agissant du principal intéressé, Didier J., l'Oniam lui propose 30 000 euros en excluant toutes les dépenses liées au jeu. Estimant l'offre très faible compte tenu de ce qu'il avait enduré, Didier J. refuse l'indemnisation. Il est alors contraint de saisir la justice. Retour à la case départ. Après des années de procédure, la justice lui donne définitivement raison en

2012 et récompense son opiniâtreté en fixant l'indemnisation globale à la somme de 200 000 euros... Contre 30 000 euros proposés par l'Oniam.

La différence s'explique parce que les tribunaux prennent en compte tous les préjudices subis par la victime, incluant les dépenses de jeux. Il n'est d'ailleurs pas très compliqué de comparer. Le barème de l'Oniam est en ligne sur le site de l'office.

Si les tribunaux utilisent également des barèmes, ceux-ci sont d'abord indicatifs et ne les lient pas. Prenons par exemple le préjudice esthétique permanent. Ce préjudice est évalué en prenant en compte les disgrâces, les mutilations, déformations du corps humain entraînant une souffrance morale.

Comparaison des barèmes

Gravité	Référentiel Oniam[1]	Référentiel tribunaux[2]
1/7	De 600 à 812 euros	Jusqu'à 1 500 euros
2/7	De 1 350 à 1 826 euros	De 1 500 à 3 000 euros
3/7	De 2 907 à 3 933 euros	De 3 000 à 6 000 euros
4/7	De 5 930 à 8 022 euros	De 6 000 à 15 000 euros
5/7	De 11 076 à 12 985 euros	De 15.000 à 30 000 euros
6/7	De 19 003 à 25 709 euros	De 30 000 à 45 000 euros
7/7	De 30 369 à 41 087 euros	45 000 euros et plus

1. Dans un communiqué de presse du 24 novembre 2015, l'Oniam a indiqué que les indemnisations de ces postes de préjudice sont revalorisées de 16 % au 1er janvier 2016.
2. Référentiel établi par Monsieur Benoît Mornet actualisé en septembre 2015.

Prenons encore l'exemple d'une personne qui a développé un syndrome de Lyell, dit « de l'écorché vif », à la suite d'un traitement par antibiotique, le Clamoxyl du laboratoire anglais GSK. Malgré des signes de réactions allergiques (rougeurs cutanées, vomissements et fièvre), le médecin traitant n'avait pas interrompu le traitement, aggravant la réaction. Les conséquences esthétiques ont été terribles pour le patient : énucléation, port des appareils auditifs et de lunettes avec cache latéral, perte des cheveux, perte des ongles des mains et des pieds. Qualifié de « très important », c'est-à-dire 6/7, la victime a obtenu une indemnisation de 25 000 euros.

On constate que le barème des tribunaux est plus favorable. Le montant de l'indemnisation potentielle allouée par les tribunaux constitue une motivation pour que certains tentent l'aventure du contentieux.

La voie contentieuse

L'autre option pour la victime, c'est d'aller devant les tribunaux. Pour espérer obtenir gain de cause, elle doit s'intégrer dans le dispositif légal existant. Et celui-ci n'est ni simple ni favorable aux victimes…

En effet, lorsqu'il est question d'effets secondaires liés à un médicament, le demandeur a la charge de démontrer le « défaut de sécurité » du produit. Sans défaut de sécurité, point de responsabilité et pas d'indemnisation. Ce régime de responsabilité existe en France depuis 1998. Une directive communautaire avait cherché à harmoniser les régimes existants au sein de l'Union européenne pour éviter les disparités de traitement selon les pays dans lesquels un dommage avait été subi.

Si l'intention était louable, le résultat s'est révélé très désavantageux pour les victimes françaises. Ces dernières bénéficiaient jusqu'alors d'un régime plutôt favorable fondé sur une obligation de sécurité de résultat. Le fabricant d'un médicament voyait ainsi sa responsabilité engagée lorsqu'il était démontré que le produit était à l'origine d'un dommage, sans autre preuve à apporter. On demandait aux laboratoires d'assumer les conséquences des produits mis en vente, sans chercher à savoir s'ils avaient commis une faute ou si leur produit était défectueux.

La directive communautaire a remis à plat les différents régimes de responsabilité existants, en imposant une harmonisation entre les États membres. En procédant ainsi, elle a aussi défini un seul régime de responsabilité du fabricant, quel que soit le produit incriminé. On traite par exemple de la même façon le cas de la tondeuse à gazon qui vous coupe deux doigts et le médicament qui vous a rendu aveugle. Les médicaments auraient mérité un régime de responsabilité à part. Il n'en a rien été. Tout repose désormais sur le « défaut de sécurité ».

Le défaut de sécurité

Depuis 1998, le fabricant d'un produit est responsable si et uniquement si son produit « n'offre pas toute la sécurité attendue » par l'utilisateur, c'est-à-dire s'il présente un risque sans proportion avec l'avantage attendu. Par exemple, pour une tondeuse, la question se pose ainsi : les deux doigts ont-ils été coupés parce que la machine n'offrait pas tous les équipements de sécurité attendus sur une telle machine ? Même question – plus délicate – pour les médicaments qui bénéficient tous d'une autorisation de mise sur le marché.

Ces produits de santé ont été soumis à un contrôle par une agence de sécurité sanitaire et il en est résulté que leur balance risques/bénéfices a été jugée favorable, autrement dit que leurs avantages apparaissent supérieurs aux inconvénients dont les effets secondaires. Comment alors apprécier le défaut de sécurité du médicament ?

La première hypothèse, exceptionnelle, concerne un produit qui présenterait un défaut de conception dû à un vice de fabrication : erreur de dosage, mauvaise composition, produit frelaté... Cette hypothèse est fort heureusement exceptionnelle car la chaîne de fabrication de ces produits bénéficie d'un contrôle qualité renforcé. Elle ne s'est pas, à notre connaissance, rencontrée à ce jour.

La seconde hypothèse concerne le fait, pour un laboratoire, d'avoir failli à son obligation d'information, ce qui est aussi considéré comme un défaut de sécurité. Qu'on comprenne bien la portée de cette phrase : le seul moyen pour une personne d'espérer obtenir la condamnation d'un laboratoire est de démontrer que ce dernier ne lui a pas délivré une information exhaustive, en particulier sur les effets indésirables du traitement de sorte que le patient n'a pas été en mesure d'apprécier le risque pris.

Comment déterminer si l'information sur les effets indésirables est exhaustive ?

Les tribunaux apprécient le défaut de sécurité en fonction de plusieurs critères : la présentation du produit, l'usage que le public pouvait raisonnablement en attendre ou encore le moment de sa mise en circulation. S'agissant spécifiquement des produits de santé, la notice est l'élément qui est examiné à la loupe.

La question centrale est ainsi de savoir si, au moment de chacune des prescriptions, la notice délivrée avec le médicament comportait les informations précises, complètes et adéquates sur les effets indésirables. De la réponse dépend la solution du litige. Si cette information est jugée insuffisante par le tribunal, le médicament pourra être qualifié de « défectueux », entraînant la responsabilité du laboratoire mis en cause.

On voit que la discussion se concentre sur la question de la preuve : la victime peut-elle démontrer que le laboratoire a omis de mettre en évidence certains effets secondaires pourtant connus de lui ? Or, sur ce terrain, la victime se retrouve particulièrement désarmée. Non seulement elle devra démontrer le caractère défectueux du produit de santé, mais aussi le préjudice subi et le lien de cause à effet entre les deux. Si la preuve du dommage moral et/ou matériel n'apparaît pas comme un obstacle insurmontable, il en va tout autrement s'agissant du caractère défectueux du produit et du lien de cause à effet.

La position confortable des laboratoires

Les conditions exigées pour condamner un laboratoire sont du pain béni pour cette industrie. Leur position apparaît même particulièrement confortable puisqu'il leur est inutile de démontrer quoi que ce soit s'ils sont poursuivis en justice. C'est d'abord à la victime d'apporter la preuve de ce qu'elle avance. L'épreuve est douloureuse. Comment une personne qui se sait victime peut-elle comprendre qu'elle est obligée de prouver chaque élément avancé ? L'obstacle est difficile, presque insurmontable.

La victime va s'attacher à trouver des éléments qui révèlent qu'au moment où elle a bénéficié d'une prescription, la notice ne mentionnait pas un effet indésirable pourtant connu de la communauté scientifique. Elle devra aussi justifier que cet effet indésirable est la cause de son préjudice. Cela revient à devoir prouver en quelque sorte le mensonge par omission du laboratoire qui savait et qui n'a pas dit.

C'est alors un combat de David contre Goliath qui s'engage : la victime, le plus souvent isolée, sans moyen matériel et financier particulier, face à la puissance des laboratoires. Ces derniers n'ont aucun intérêt à communiquer leurs « secrets de famille ». Il est par exemple difficile, pour ne pas dire impossible, d'avoir accès aux essais cliniques, non publics. Et si les essais cliniques sont produits, ils ne comportent que les éléments positifs utiles à l'obtention d'une autorisation de mise sur le marché. Quel laboratoire prendrait-il le risque de procéder à un inventaire exhaustif de tous les effets constatés et d'en faire l'étalage sur la place publique ? Cela répond à une règle de base : le médicament incriminé a bénéficié d'une autorisation de mise sur le marché. Les autorités sanitaires ont donc jugé à partir du dossier transmis par le laboratoire que l'effet bénéfique était supérieur aux effets négatifs décelés.

Alors, comment faire ? Pour espérer convaincre la justice que le laboratoire a omis de tout révéler, il n'y a qu'une seule solution : il faut chercher toutes les données en lien avec le médicament et vérifier si les informations publiées dans les revues professionnelles sont cohérentes avec ce qui est indiqué dans la notice. La tâche est immense, nécessite de développer une quantité d'énergie incroyable pour trouver les éléments.

Prenons trois exemples réels pour mieux se rendre compte de la difficulté de la tâche.

Pas de défectuosité pour la Noroxine

Madame Z. a été traitée pour une infection urinaire par Noroxine du laboratoire allemand Merck Sharp et Dohme-Chibret pendant six jours à compter du 1er novembre 1996. Elle a présenté dans les semaines qui ont suivi des douleurs dans la région des membres inférieurs et au genou gauche, s'aggravant en 1997 et persistantes à ce jour.

Considérant que la « tendinopathie rotulienne » dont elle souffre avait pour cause la Noroxine, Madame Z. saisit la justice d'une demande d'expertise. L'expert conclut à l'absence de cause à effet entre la pathologie et le médicament.

Néanmoins, Madame Z. engage une procédure judiciaire en indemnisation à l'encontre du laboratoire Merck Sharp et Dohme-Chibret. Elle invoque un défaut du produit lié à sa présentation et notamment le défaut d'information dont elle a été victime. La notice n'aurait pas été, selon elle, suffisamment explicite sur les risques encourus, en ne faisant pas état du risque de ruptures tendineuses des genoux. La notice est examinée à la loupe par les juges.

Il en ressort que la rubrique « effets indésirables » de la notice mentionne : « – Douleurs musculaires et/ou articulaires, tendinites avec ruptures exceptionnelles pouvant toucher le tendon d'Achille qui peuvent survenir dès les premiers jours de traitement et atteindre les deux jambes. » Pour les juges, le fait que la rupture du talon d'Achille ne soit pas mentionnée est sans incidence car la patiente était informée du risque de rupture tendinique du fait de l'administration de la Noroxine.

Conclusion du tribunal : « Il s'ensuit de l'ensemble de ces éléments que Madame Z. ne rapporte pas la preuve que le médicament NOROXINE est un produit défectueux au regard du défaut d'information du consommateur. »

Dès lors la condition essentielle de la mise en cause de la responsabilité du fabriquant de la Noroxine fait défaut. Pourtant, la commercialisation de ce médicament a été arrêtée quelques années plus tard.

Défectuosité du Stallergène

Johann était un petit garçon victime d'affections ORL à répétition. Alors qu'il a six ans, ses parents décident de consulter un pédiatre qui recommande une vaccination. En 1998, trois injections du vaccin ORL Stallergène (du laboratoire français éponyme) sont pratiquées. Lors de la troisième injection, l'enfant est victime d'une affection neurologique caractérisée par des convulsions et une épilepsie sévère évoluant vers une dégradation intellectuelle.

Les experts établissent la possibilité d'une « stimulation antigénique déclenchante due au produit vaccinal ». En clair, la chronologie des événements et l'absence d'autre cause possible plaident pour une relation de cause à effet entre la vaccination et la pathologie de l'enfant présentant un taux d'incapacité de 80 %. Les parents poursuivent le laboratoire en justice. Après un parcours judiciaire chaotique qui aura duré près de dix ans, la justice a fini par les entendre. Les attendus sont cinglants pour le laboratoire.

Ainsi, la cour d'appel relève qu'en 1996, l'Agence française du médicament avait abrogé l'autorisation de mise sur le marché du vaccin et avait ordonné à la société de prendre toute disposition pour faire cesser la délivrance du produit. La décision de retrait était motivée par une efficacité insuffisante du produit mais aussi par le risque de survenue d'une vascularité. Ce terme désigne un groupe de maladies impliquant l'inflammation des parois des vaisseaux sanguins.

Avant même cette décision de l'Agence française du médicament, le ministère de la Santé avait, dès 1990, mis le laboratoire en demeure de se conformer à un certain nombre de demandes en raison d'un rapport bénéfices/risques négatif. Le laboratoire s'était alors, en particulier, engagé à ajouter les maladies auto-immunes aux contre-indications vaccinales.

Pourtant, malgré la décision de retrait de l'autorisation de mise sur le marché de 1996, le vaccin était toujours disponible en pharmacie en 1998 et a pu être prescrit par un pédiatre. Pire, celui-ci a contacté le laboratoire qui n'a émis aucune réserve.

Les juges concluent que bien que le vaccin ait été retiré du marché depuis plusieurs mois, il a pu être prescrit et administré sans que le laboratoire informe les patients et les médecins des risques qu'il comportait. Ainsi, non seulement le produit était défectueux, mais le laboratoire a commis une faute supplémentaire de négligence.

La responsabilité du médecin a également été reconnue, les juges mentionnant que le vaccin ne figurait plus dans le Vidal au moment de sa prescription.

Défectuosité de l'Isoméride

Madame P. a également obtenu gain de cause en parvenant à faire juger que l'Isoméride du laboratoire Servier était un produit défectueux. Ce médicament mis sur le marché en 1985 était destiné à lutter contre l'obésité (pour plus de détails voir le chapitre consacré à l'affaire du Mediator, plus haut).

En 1992, le Vidal indique des cas d'hypertension pulmonaire sans qu'un lien de causalité ait été établi entre cette pathologie et le médicament, en dehors de la coïncidence chronologique. En 1995, l'Agence du médicament décide de restreindre les indications de ce produit aux cas d'obésité majeure, puis d'en réserver la prescription initiale aux seuls services hospitaliers. Il a en effet été mis en évidence une relation de causalité entre la prise prolongée de médicaments anorexigènes et l'apparition d'une hypertension artérielle pulmonaire.

En septembre 1997, l'Agence du médicament suspend l'autorisation de mise sur le marché. Cette décision est directement liée à de graves effets secondaires apparus aux États-Unis. Il s'agit d'atteintes des valves cardiaques survenues en général chez des patientes sous Isoméride.

Madame P. a pris de l'Isoméride pendant trois mois en 1993. À partir de 1999, elle présente une valvulopathie mitro-aortique puis doit subir en 2005 l'implantation de prothèses valvulaires. L'expertise permet de relier la pathologie de la patiente à la prise d'Isoméride.

La justice valide le caractère défectueux de ce médicament en rappelant que « la notice de l'Isoméride en janvier 1993 ne mentionnait pas les risques de valvulopathie cardiaque. Ce manque d'information contre les dangers potentiels du produit caractérise son défaut, puisqu'il n'a pas mis Madame P. en mesure d'apprécier le rapport bénéfices/risques du médicament qui lui était prescrit ». La cour d'appel d'Aix-en-Provence, le 28 novembre 2012, précise encore qu'« en toute hypothèse, la victime fait encore exactement valoir que l'Isoméride présentait un défaut au regard de l'usage qui pouvait en être raisonnablement attendu. Ce défaut s'est traduit, en ce qui la concerne, par l'apparition de la valvulopathie qui a rendu indispensable la lourde opération qu'elle a subie en février 2005. De façon générale, destiné à lutter contre l'obésité, même sévère, ce médicament était à l'origine de pathologies cardiaques créant pour les malades, non pas de simples effets indésirables, mais un danger anormal, puisque touchant leur vie même, danger dont l'excès a conduit au renversement de l'appréciation initiale bénéfices/risques et au retrait de l'autorisation de mise du médicament sur le marché ».

Mais pour quelques décisions positives pour les victimes, combien de déçus ? Les règles de droit actuelles profitent largement à la partie incriminée. Les victimes se plaignent de la lourdeur de ces procédures.

Il faut également prendre en considération les recours. Pour peu que le résultat de première instance soit favorable à la victime, le laboratoire a tout intérêt à contester la décision. En multipliant les recours, il cherche à épuiser la victime, à la fois moralement et financièrement. Il gagne aussi du temps sur le moment où, *in fine*, il faudra peut-être payer. Mener une action en justice n'est pas comparable à courir un 100 mètres. C'est un marathon et les victimes manquent singulièrement d'entraînement.

Et le médecin dans tout ça ?

Si nous avons, jusqu'à présent, surtout centré le processus contentieux sur le laboratoire fabricant, il n'est pas le seul à s'exposer aux procédures. Le médecin, quelle que soit sa spécialité, peut également être poursuivi pour ne pas avoir informé son patient des possibles effets secondaires.

Pour pouvoir mettre en cause un médecin, le recours a une expertise judiciaire est quasiment incontournable. Or l'expert judiciaire nommé appartient nécessairement à la même spécialité que le médecin mis en cause. Ce peut être un réel problème pour l'équité de l'expertise. En effet, que peut dire un expert neurologue lorsque la justice lui demande de donner un avis technique sur le travail d'un confrère de sa spécialité ? Surtout lorsque le sujet porte sur la délivrance d'une information… La prudence sera de mise. L'expert ne pense-t-il pas à cet instant que sa propre responsabilité pourrait un jour être mise en cause dans les mêmes circonstances ? C'est en quelque sorte sa propre pratique qu'il expertise alors, comme dans un jeu de miroir. Certes, par prudence, les tribunaux nomment un expert géographiquement éloigné du professionnel mis en cause. Encore faut-il disposer d'experts dans la même spécialité qui acceptent la mission. Pour certaines spécialités, le nombre de médecins inscrits sur la liste des experts n'est guère élevé et tous se connaissent plus ou prou.

Quel avenir pour les victimes des médicaments ?

La France, ce pays irréformable… Cette affirmation est certainement fausse dans le domaine de la santé. Ce secteur a connu de nombreuses réformes visant sans cesse à améliorer la sécurité des produits de santé. L'agence de sécurité sanitaire a ainsi changé trois fois de nom depuis sa création : « Agence du médicament » en 1993 après l'affaire du sang contaminé, elle est devenue « l'Agence française de sécurité sanitaire des produits de santé » (Afssaps) jusqu'à l'explosion du scandale Mediator. Depuis 2012, elle se nomme « Agence nationale de sécurité du médicament et des produits de santé » (ANSM). Jusqu'à quand ? Si chaque réforme de l'agence de sécurité sanitaire est présentée comme une avancée prenant en considération les erreurs du passé, il est légitime de poser la question de l'efficacité de ces réformes. Malgré celles-ci, les autorités n'ont pu déceler à temps le phénomène Mediator. Que se serait-il passé si le docteur Irène Frachon n'avait pas été le lanceur d'alerte que l'on sait ? Ce constat appelle à la prudence sur l'efficacité de notre système de pharmacovigilance.

Les questions légitimes que chacun peut alors se poser sont : « Sommes-nous à l'abri d'un scandale du type Mediator ? Sommes-nous à l'abri d'un nouveau scandale sanitaire ? » Plus largement : « Sommes-nous assurés de disposer aujourd'hui de toutes les informations actualisées sur les médicaments que nous consommons ? »

Impossible de répondre à ces questions. À ce stade, le seul test grandeur nature aura lieu lorsque de nouveaux effets secondaires graves seront mis au jour sur un produit mis en circulation. Nous saurons alors si l'agence a pu repérer à temps ces effets et si elle a adopté l'attitude attendue, c'est-à-dire alerter les professionnels de santé et les patients avant de prendre les mesures administratives qui s'imposent pour en limiter les effets négatifs sur la population. Il n'existe malheureusement pas l'équivalent de ce qui se pratique dans le domaine bancaire, c'est-à-dire les *stress tests* organisés par la Banque centrale européenne pour tester la solidité des établissements en cas de choc économique ou financier.

Une agence de sécurité sanitaire responsable

Depuis le Mediator, l'Agence française du médicament le sait, son travail est scruté à la loupe et aucune erreur ne lui sera pardonnée. En témoigne une évolution récente qui n'est pas passée inaperçue. L'agence est désormais responsable de ses actes devant les tribunaux. Comme nous l'avons vu (dans la partie 2), elle joue un rôle fondamental non seulement dans la délivrance de l'autorisation de mise sur le marché du médicament mais également dans son suivi, c'est-à-dire dans une éventuelle décision de retrait.

Or le Mediator a révélé les lacunes dans le fonctionnement du gendarme de la santé. L'État a promis qu'on ne l'y reprendrait plus. L'Agence française du médicament (Afssaps à l'époque) est devenue l'ANSM, comme si un changement de dénomination allait comme par magie faire oublier un scandale. Ce n'est pas totalement faux. Mais l'affaire ne s'arrête pas là. L'agence de santé a cru un temps échapper aux foudres de la justice en focalisant l'attention de tous, victimes en premier lieu, sur les carences du laboratoire Servier mis en cause pour avoir menti aux professionnels de santé, l'Agence française du médicament y compris. L'État a même mis en place un système pour faciliter l'indemnisation en proposant aux victimes le recours à une expertise gracieuse. Mais certaines victimes, motivées par la volonté d'étendre le cercle des responsables potentiels, ont cherché à impliquer l'Afssaps devant les tribunaux. La justice leur a donné gain de cause ! Le 3 juillet 2014 est une date qui a marqué les esprits des victimes du Mediator. Ce jour-là, le tribunal administratif de Paris rendait une décision très attendue. Revenons sur les faits.

Madame A. a été exposée pendant une décennie au Mediator en traitement d'un diabète de type II. Elle souffre d'essoufflement rapide à la marche et d'œdèmes des jambes. Un expert judiciaire conclut à une pathologie « classique » en lien avec la prise du Mediator. Parallèlement à une procédure engagée contre le laboratoire Servier, la victime demande à l'Agence française du médicament l'indemnisation de ses préjudices. En mai 2013, elle reçoit une réponse négative, confirmée par le ministère des Affaires sociales et de la Santé. Les demandes amiables ont échoué, place au contentieux.

Courageusement, elle engage un recours devant le tribunal administratif de Paris sans se soucier de la démesure de ce combat entre le pot de terre et le pot de fer. La requérante demande la condamnation solidaire de l'État et de l'agence à lui verser une provision de 50 000 euros à valoir sur son indemnisation.

Dans un premier temps, le tribunal indique que les décisions prises par le directeur général de l'agence de santé le sont au nom de l'État, de telle sorte que seule la responsabilité de l'État peut être recherchée. Dans un second temps, le tribunal va minutieusement examiner le rôle de l'agence et sa réactivité dans l'affaire du Mediator. La conclusion se révèle assez désastreuse pour l'image de l'agence.

> « Considérant que le benfluorex a été commercialisé en France par les laboratoires Servier en 1976, sous le nom de Mediator ; que cette commercialisation faisait suite à une autorisation de mise sur le marché délivrée en 1974 pour des indications de troubles métaboliques glucido-lipidiques athérogènes, de troubles du métabolisme des lipides et de troubles du métabolisme des glucides ; que ces indications ont ensuite été redéfinies, le Mediator étant autorisé comme adjuvant de régime dans le cas d'hypertriglycéridémies et de diabète avec surcharge pondérale ;
> Considérant toutefois qu'il résulte de l'instruction que les fenfluramines, classe de substances qui sont dérivées de l'amphétamine et à laquelle s'apparente le benfluorex, ont été progressivement suspectées dans l'apparition de cas d'hypertension artérielle pulmonaire et de valvulopathies cardiaques au cours des années 1980 et au début des années 1990 ; qu'en 1995, l'étude pharmaco-épidémiologique internationale dite IPPHS a conclu à l'existence d'un risque d'hypertension artérielle pulmonaire lié à l'usage des anorexigènes en général et des fenfluramines en particulier ; que des restrictions importantes à la prescription des fenfluramines ont été prises en 1994 et 1995 par l'Agence du médicament, à laquelle a succédé l'Agence française de sécurité sanitaire des produits de santé, le benfluorex, présenté comme ayant des caractéristiques différentes, n'ayant cependant pas été concerné par ces mesures ; que l'Agence du médicament a suspendu les autorisations de mise sur le marché des fenfluramines en 1997 ; que, dans ce contexte, le signalement en février 1999 d'un cas d'hypertension artérielle pulmonaire et en juin 1999 celui d'un cas de valvulopathie cardiaque imputables au benfluorex auraient dû faire tenir les dangers du benfluorex comme suffisamment caractérisés pour conduire à la suspension ou au retrait de l'autorisation de mise sur le marché du Mediator, dont la prescription

> dans des cas ne correspondant pas aux indications de l'autorisation de mise sur le marché était d'ailleurs importante ; [...] »

Le tribunal reproche directement à l'agence qui avait perçu le danger des fenfluramines de n'avoir pas appliqué les mêmes décisions au benfluorex.

La carence fautive de l'agence de santé

Le tribunal en tire les conclusions :

> « Considérant que, dans ces conditions, l'absence de suspension ou de retrait de l'autorisation de mise sur le marché du Mediator est constitutive d'une carence fautive de l'Agence française de sécurité sanitaire des produits de santé de nature à engager la responsabilité de l'État à compter du 7 juillet 1999, date de la séance de la commission nationale de pharmacovigilance à laquelle a été évoquée la situation du benfluorex ; [...] »

Le jugement se révèle également sévère à l'égard du laboratoire Servier.

> « Considérant qu'il résulte de l'instruction et, notamment, du rapport établi par l'inspection générale des affaires sociales que, dès la fin des années 1960, les laboratoires Servier disposaient de la preuve expérimentale que la fenfluramine provoquait une hypertension artérielle pulmonaire chez l'animal ; que, dès les années 1970, ces laboratoires ont tenté de désinformer l'administration, notamment en affirmant en 1973, à l'encontre des données pharmacologiques qu'ils avaient eux-mêmes établies et colligées, que l'activité anorexiante du benfluorex est très faible et tout à fait accessoire par rapport à ses propriétés métaboliques et en présentant en 1977 le benfluorex comme une molécule originale, douée de propriétés métaboliques et cliniques fondamentalement

distinctes de la fenfluramine et, par voie de conséquence, dénuée d'actions anorexigènes ; que cette stratégie commerciale s'est prolongée durant plusieurs décennies ; [...] »

Le tribunal administratif de Paris qualifie de « carence fautive » l'absence de suspension ou de retrait de l'autorisation de mise sur le marché du Mediator à compter du 7 juillet 1999. L'État français est ainsi jugé « responsable des conséquences dommageables » pour la victime de l'absorption de Mediator. En conclusion, le tribunal ordonne une expertise pour déterminer l'ampleur des préjudices présentés par la requérante dans la perspective d'une prise en charge par l'État. Le jugement n'a pas été contesté devant une juridiction d'appel.

Cette décision frappe par le message qu'elle adresse aux autorités. Si nul ne conteste la difficulté de la mission dévolue à une agence de santé, les autorités doivent avoir conscience qu'une responsabilité est désormais attachée à cette mission.

De plus, les juges ont balayé les arguments de l'agence qui sollicitait une exonération de sa responsabilité en raison des fautes et des manœuvres imputables au laboratoire Servier. Le tribunal rappelle en effet que l'agence dispose de pouvoirs étendus pour remplir ses missions de sorte qu'il lui appartient de les mettre en œuvre. En clair, la responsabilité éventuelle d'un laboratoire ne peut occulter celle de l'État. Bien entendu, si l'État est condamné à indemniser la requérante, il conserve toujours la possibilité de se retourner contre le laboratoire pour lui demander le remboursement des indemnités versées.

Pour la victime, cela ne change rien à son indemnisation : les sommes seront récupérées soit auprès de l'État, soit auprès du laboratoire sans que, bien entendu, le montant total dépasse le préjudice réellement subi, appliquant ainsi la devise : « Tout le dommage, rien que le dommage. »

Cette décision est de nature à changer la donne si, malheureusement, un nouveau scandale devait apparaître. Désormais, les victimes ont le feu vert pour engager des poursuites contre l'État chaque fois qu'elles considèrent que les pouvoirs publics ont tardé à prendre une décision sanitaire qui s'imposait, ce retard ayant eu à leur égard des conséquences dommageables.

La responsabilité des pouvoirs publics apparaît donc comme une nouvelle donne dans la sécurité sanitaire et vaut comme un avertissement en les plaçant sur la sellette. L'électrochoc qu'a constitué le scandale du Mediator suffira-t-il à éviter un prochain scandale sanitaire ? L'avenir nous le dira.

La révolte des victimes : des moyens qui évoluent

La seconde donnée à prendre en considération est le rôle croissant des victimes et des associations qui les regroupent. Nous l'avons vu au chapitre précédent, en l'état actuel de la loi, l'industrie pharmaceutique ne craint pas grand-chose si ses produits sont mis en cause par une personne isolée. La victime potentielle ne dispose que d'un choix restreint pour faire entendre sa voix et espérer obtenir une indemnisation : une procédure amiable inadaptée ou une procédure contentieuse aléatoire et compliquée. Depuis longtemps, les associations de victimes demandent un assouplissement des règles d'indemnisation des dommages causés par un effet indésirable grave. Le changement a été progressif. Nul patient n'aurait imaginé demander des comptes à son médecin dans les années 1950, encore moins à un laboratoire. S'il y avait un effet méconnu, il était accepté. Depuis, le patient est devenu un consommateur de santé exigeant. Non seulement il demande à être soigné – et bien soigné – mais il exige aussi de comprendre la maladie et le traitement associé. Le malade s'est mué en acteur de sa santé. Et s'il accepte de supporter les effets indésirables bénins de son traitement, il n'accepte plus de considérer comme une fatalité un effet grave. Même si le régime d'indemnisation français est désavantageux pour les victimes, celles-ci réclament maintenant une prise en compte de leur préjudice.

Sont-elles entendues ? Peut-être… Le ministre de la Santé a promis une révolution avec la loi « Santé ». Le projet a été adopté par l'Assemblée nationale le 14 avril 2015 et après un marathon parlementaire, la loi a été définitivement adoptée le 17 décembre 2015. L'enjeu essentiel du projet est de moderniser notre système de santé pour l'adapter aux nouvelles exigences du XXIe siècle. On y trouve pêle-mêle des mesures pour prévenir l'ivresse des jeunes, généraliser le tiers-payant ou encore créer le service territorial de santé au public.

Sur les 21 mesures proposées, l'une d'elles retient tout particulièrement l'attention : son objet est de « permettre l'action de groupe en santé ». Le dossier de presse du ministère de la Santé résume l'état d'esprit de cette procédure qui « permettra aux victimes de mieux se défendre à travers des actions de groupe (*class action*) ». Des recours collectifs en justice vont ainsi être possibles pour demander réparation car « trop souvent les victimes se sont retrouvées seules ». L'intention est louable.

L'action de groupe

Qu'en est-il dans les faits ? D'abord, qu'est-ce que l'action de groupe ? Véritable serpent de mer, on parle de la possibilité d'action de groupe « à la française » depuis plusieurs décennies en imaginant copier les procédures anglo-saxonnes sans importer leurs effets pervers.

Point essentiel, cette action ne modifierait pas les conditions de mise en cause de la responsabilité d'un laboratoire ; elle constituerait une nouvelle voie procédurale instaurée dans le droit. Pour comprendre l'intérêt d'une telle action, il faut savoir que notre droit fonctionne uniquement par rapport à des actions individuelles. Ainsi, si trois cents personnes se plaignent d'un dommage lié à un médicament, elles doivent engager trois cents procédures distinctes devant des juridictions parfois différentes avec des résultats qui ne seront pas homogènes.

L'action de groupe permet de regrouper l'ensemble de ces procédures en une seule. Elle se caractérise ainsi par un groupe comprenant des individus ayant subi le même dommage, lesquels mandatent un représentant (par exemple une association agréée) pour engager en leur nom la procédure. La décision rendue liera l'ensemble des membres du groupe. Une fois que le tribunal aura statué sur la responsabilité de l'industriel mis en cause, il se prononcera au cas par cas sur l'indemnisation des personnes. Dans les options possibles, le représentant du groupe peut être autorisé par la justice à communiquer sur l'action engagée afin qu'un maximum d'individus rejoigne le groupe. Si les associations de victimes en rêvent, ce type d'action reste le cauchemar des grandes entreprises et des syndicats d'employeurs. Tour d'horizon des arguments pour et contre.

Avantages…

Pour retenir les éléments positifs d'une telle action dans le domaine de la santé, le combat de David contre Goliath y gagnerait en équilibre : oubliée l'action isolée d'un patient démuni à l'encontre d'une multinationale, l'effet de masse des patients rassemblés offrirait la garantie de disposer de moyens matériels plus conséquents : possibilité de recourir à des experts privés et à des cabinets d'avocats spécialisés. L'autre avantage manifeste est de traiter en une seule fois une grande quantité de contentieux. La justice se prononcerait une bonne fois pour toutes sur la responsabilité du laboratoire, les indemnisations éventuellement octroyées aux victimes étant *in fine* individualisées. Enfin, cette voie permettrait à un plus grand nombre de personnes d'avoir accès à la justice pour défendre leur cause, ce qui répond à un droit fondamental de tout citoyen. Soulignons encore qu'en soumettant la recevabilité de l'action au filtre d'une association agréée, cette voie éviterait les excès constatés parfois outre-Atlantique.

...et inconvénients

Côté critiques, la crainte d'une dérive à l'américaine est régulièrement rappelée. Aux États-Unis, les avocats jouent un rôle qui s'apparente parfois à celui des chasseurs de primes. N'étant pas soumis aux règles déontologiques des avocats français, ils usent et abusent de publicités tapageuses appelant les citoyens à rejoindre telle ou telle action de groupe. Les sites Internet de cabinets américains spécialisés dans l'indemnisation des dommages subis par les patients dressent la liste des médicaments objets de ces *class action.* Le site Youhavealawyer.com présente l'un de ces cabinets. Il regroupe six avocats et revendique avoir récupéré 500 millions de dollars de dédommagement pour le compte de ses clients. Ces cabinets proposent le plus souvent une assistance gratuite. Ils sont rétribués sur le résultat obtenu, en général entre 30 % et 40 % du total de l'indemnité. On comprend dans ces conditions que les avocats cherchent à regrouper un maximum de victimes. Les sommes allouées dépassent l'entendement. Ainsi, dans le dossier de l'antidépresseur Paxil, le laboratoire GSK a dû débourser la somme record de 3 milliards de dollars pour mettre fin aux poursuites (voir chap. 14).

Pour se faire une idée d'une action de groupe, le lecteur regardera le film *Erin Brokovitch, seule contre tous.* C'est l'histoire véridique d'une femme qui se fait embaucher dans un petit cabinet d'avocat et découvre la pollution à grande échelle de l'eau potable par le chrome hexavalant. Des centaines de victimes seront indemnisées par la société Pacific Gas and Electric Company pour un montant de 333 millions de dollars. C'est cette hyper-judiciarisation de la société américaine que les industriels français pointent du doigt.

Le LEEM (Les Entreprises du médicament) est une organisation française regroupant 270 entreprises réalisant 98 % du chiffre d'affaires total du médicament en France. Son président, Patrick Errard, stigmatise le risque de dérive dans une tribune publiée sur le site de cette organisation en novembre 2014 : « La mise en application promet d'être très compliquée dans la mesure où chaque patient réagit différemment à un même médicament. Cette loi va surtout faire les choux gras des avocats et des experts judiciaires qui vont déclencher des affaires au risque qu'elles n'aboutissent à rien ou pas grand-chose. »

L'introduction dans le droit français de l'action de groupe apparaît comme le cheval de Troie de cette dérive. Selon le Medef, ces actions vont fragiliser la position des entreprises françaises et provoquer par ricochet un renchérissement des produits pour supporter financièrement ces nouvelles procédures. Pour les industriels, davantage de recours signifient plus de risques d'être condamnés, donc plus d'indemnités et des charges qui augmentent.

Les entreprises mettent également en avant le risque de chantage auquel ce nouveau système mènerait : la menace d'engager une action de groupe, désastreuse en termes d'image de marque, conduirait les entreprises concernées à transiger pour éviter un procès, même si leur responsabilité a toutes les chances de ne pas être retenue (ce phénomène est constaté aux États-Unis).

Le chiffon rouge de l'instrumentalisation est agité par crainte que certaines associations médiatisent à outrance leur procédure judiciaire dans un but publicitaire.

Enfin, pire que tout, l'argent consacré à l'innovation serait alors employé à couvrir les frais des procès. Telle est l'explication de Bernard Poussot, président du laboratoire américain Wyeth Pharmaceuticals qui s'exprime en mars 2006 dans la revue française *Pharmaceutiques* : « Le fait de détourner des budgets alloués à la recherche et au développement pour couvrir les frais colossaux des actions en justice fait prendre un risque direct à l'innovation, mais peut de surcroît décourager les investisseurs, ce qui réduirait d'autant les fonds alloués à la recherche. De façon encore plus pernicieuse, la menace de procès potentiels a un effet particulièrement inhibitoire et frénateur sur la recherche et le développement et plus particulièrement pour des produits comme les antibiotiques, les contraceptifs, les thérapies de l'obésité, les analgésiques et bien d'autres. La menace du risque judiciaire est, de ce fait, en train de priver les patients de produits potentiellement innovants et impacte sérieusement les coûts de santé publique. » L'action de groupe est accusée de tous les maux.

Lors du vote du projet de loi, 24 parlementaires ont déposé un amendement pour supprimer cette action de groupe devant le « risque d'hyper-judiciarisation des affaires sanitaires qui peut s'avérer contre-productive ». Cet amendement a été rejeté.

Pourtant, une étude publiée en 2008 par la Commission européenne conclut à « l'absence d'effets délétères sur les entreprises concernées, ni en termes assurantiels, ni en terme de frais de procédure ».

L'action de groupe dans la loi santé

L'action de groupe fait l'objet d'un chapitre dans le Code de la santé publique. Voici le nouveau texte applicable au plus tard au 1er juillet 2016 :

> « Art. L. 1143-1. – Une association d'usagers du système de santé agréée en application de l'article L. 1114-1 peut agir en justice afin d'obtenir la réparation des préjudices individuels subis par des usagers du système de santé placés dans une situation similaire ou identique et ayant pour cause commune un manquement d'un producteur ou d'un fournisseur de l'un des produits mentionnés au II de l'article L. 5311-1, ou d'un prestataire utilisant l'un de ces produits, à leurs obligations légales ou contractuelles.
> L'action n'est pas ouverte aux associations ayant pour activité annexe la commercialisation de l'un des produits mentionnés au même II.
> L'action ne peut porter que sur la réparation des préjudices résultant de dommages corporels subis par des usagers du système de santé. »

Selon ce texte, une association agréée dispose désormais de la faculté d'engager une action en justice pour obtenir réparation des préjudices individuels de multiples usagers placés dans une situation similaire.

Pourtant, attention ! Ne dit-on pas que le diable se niche dans les détails ? Quel est l'objet prévu d'une action de groupe ? Le projet l'indique clairement : « la réparation des préjudices résultant de dommages corporels subis par des usagers du système de santé ». Or, jusqu'au vote final de la loi, une incertitude a plané sur l'interprétation du texte qui semblait exclure une partie des victimes.

Deux questions sont longtemps restées posées :

- quel est le fait générateur de l'action de groupe ?
- quels sont les préjudices indemnisés ?

L'action de groupe est soumise à une condition préalable : la survenue d'une atteinte corporelle. Or, le « dommage corporel » n'est pas défini par la loi et on pouvait légitimement craindre que seules les atteintes **physiques** soient prises en compte pour déclencher une action de groupe.

Cette approche était d'ailleurs confirmée par la tournure négative de la phrase : « *L'action ne peut porter que sur la réparation des préjudices résultant de dommages corporels subis par des usagers du système de santé.* »

Pourtant, la réalité des dommages causés par les produits de santé met en évidence qu'il n'y a pas nécessairement une atteinte physique causée par un produit de santé.

Ainsi, les patients traités pour une maladie de Parkinson et souffrant de phénomènes d'addiction en lien avec le traitement médicamenteux ne souffrent pas à proprement parler de « dommages corporels ». Ils souffrent d'un dommage psychique, lequel a de lourdes répercussions.

Dans un souci de clarification du texte et afin d'éviter toute difficulté d'application, il aurait été plus simple de préciser que l'action de groupe était conditionnée à une « *atteinte physique ou psychique* », levant ainsi tout doute.

Cette approche n'a pas été retenue.

L'un des rapporteurs du texte, Madame Catherine Deroche, explique devant la Commission des affaires sociales du Sénat :

> « L'amendement n° 473 étend le champ de l'action de groupe en santé, en l'étendant notamment aux dommages matériels et moraux. Le dispositif proposé pour l'action de groupe constitue une adaptation de l'action de groupe en matière de consommation. Il repose sur la survenue d'un dommage corporel. Il ne paraît pas souhaitable de remettre en cause cet équilibre, qui fait globalement consensus, et qui permet une bonne articulation avec les actions individuelles. Par ailleurs, le dommage moral est plus difficile à prouver. Avis défavorable. »

La clarification est arrivée le 27 novembre 2015 lors de la dernière discussion des amendements quelques jours seulement avant le vote final du texte. Le rapporteur du texte, Madame Hélène Geoffroy, indique en effet que les dommages corporels couvrent « *aussi l'atteinte à l'intégrité psychique* ».

L'action de groupe peut donc être engagée quel que soit le dommage physique ou psychique subi par des patients.

La deuxième question est également longtemps restée sans réponse claire. Il s'agissait de savoir si cette action permettrait d'indemniser tous les postes de préjudice.

Le doute est venu de la rédaction d'une phrase du texte : « *le juge détermine les dommages corporels susceptibles d'être réparés* ».

Il faut savoir que, actuellement, les tribunaux indemnisent les préjudices résultant d'un produit de santé en appliquant tous la même nomenclature. Cette nomenclature recense l'ensemble des postes de préjudices liés aux dommages corporels reconnus par les tribunaux. Par exemple, on y trouve les souffrances endurées, le préjudice esthétique, les dépenses de santé, la perte de gains futurs, etc. C'est une garantie pour la victime d'obtenir une indemnisation intégrale de tous ses préjudices.

Par rapport à cette situation, le texte de l'action de groupe posait un vrai problème : allait-on indemniser tous les préjudices ou seulement certains comme le texte pouvait le laisser penser ? Lorsque l'on est victime d'un accident de santé, on peut perdre des revenus du fait des arrêts de travail ou encore avoir besoin d'une aide-ménagère tous les jours. Or il n'était pas clairement indiqué dans le texte que ces pertes de revenus et ces dépenses supplémentaires seraient prises en charge dans le cadre d'une action de groupe. C'était un vrai problème. Quel aurait alors été l'intérêt pour une victime de choisir cette voie pour obtenir une partie seulement des indemnités à laquelle elle a droit ? Cette action de groupe aurait constitué un véritable trompe-l'œil.

Le risque était de mettre en œuvre une nouvelle voie procédurale qui n'aurait pas présenté l'intérêt recherché par les usagers de santé, ce qui pouvait conduire les victimes à se détourner de l'action de groupe. Cette situation a été mise en évidence par le Conseil national des barreaux, instance représentative des avocats, lequel a adopté en mars 2015 une motion pour dénoncer cet état de fait : « *Le Conseil national des barreaux regrette également que le projet de loi restreigne l'action à la seule réparation des préjudices résultant de dommages corporels subis par des usagers du système de santé sans tenir compte du principe de réparation intégrale du préjudice qui garantit notamment à l'usager l'indemnisation de son dommage matériel et moral.* »

Plusieurs amendements ont été déposés afin d'élargir l'assiette des préjudices indemnisables et offrir une indemnisation intégrale. Tous ont été rejetés.

Il faudra attendre la dernière discussion du texte devant l'Assemblée nationale et la question du député Gérard Bapt pour obtenir un éclaircissement salutaire.

Madame Hélène Geoffroy, rapporteur, explique : « j'avais interrogé le Gouvernement sur ce sujet, qui avait répondu de façon précise : dès lors que le dommage corporel est constaté, tous les préjudices qui en résultent sont susceptibles d'être réparés, comme un préjudice matrimonial (sic) ou même un préjudice moral ».

Il aurait été plus simple que le texte mentionne la réparation intégrale de tous les préjudices pour éviter tant d'hésitations...

À noter que la loi a une portée rétroactive. Initialement, l'action de groupe ne devait s'appliquer qu'aux dommages survenus après l'adoption de la loi. Mais cette disposition n'a finalement pas été retenue. Ainsi, sous réserve des règles de prescription, une action pourra être engagée pour des dommages déclarés avant le vote de la loi, au grand dam des assureurs des professionnels de santé.

Alors, les industriels ont-ils raison d'avoir peur de l'action de groupe ?

Un précédent : l'action de groupe dans le domaine de la consommation

Pour répondre à cette question, nous disposons d'un point de repère. L'action de groupe existe en droit de la consommation depuis le 17 mars 2014 (loi dite « loi Hamon »). Il s'agit de permettre aux consommateurs de se regrouper pour obtenir réparation des préjudices dont l'enjeu individuel n'est pas suffisant pour susciter une action en justice. Par exemple, si l'on reproche à un opérateur téléphonique d'avoir indûment facturé deux euros un service, aucun consommateur ne poursuivra cet opérateur en justice compte tenu du faible enjeu. Maintenant, s'ils sont cent mille à se regrouper pour engager un tel recours, la donne change. Cette action de groupe est soumise à la même condition que celle inscrite dans le projet de loi « Santé » : l'action ne peut être introduite que par l'intermédiaire d'une association agréée. Mais surtout, elle ne permet d'obtenir que la réparation du dommage matériel (c'est-à-dire l'atteinte à un bien ou le préjudice économique pur) et non les conséquences de ce dommage matériel. Par exemple, si un bien de consommation courante cause un dommage corporel lors de son utilisation, les consommateurs ne pourront demander que le remboursement de l'objet.

Les professionnels craignaient cette action. Qu'en est-il un peu plus d'un an plus tard ? A-t-on assisté à une vague d'action de groupe mettant à mal la situation financière des grandes entreprises ?

La première action a été lancée à grand renfort de publicité par l'association UFC – Que choisir contre le groupe immobilier Foncia accusé d'avoir facturé des frais pour l'envoi de quittance à trois cent dix-huit mille locataires. Depuis, le dossier n'a guère avancé. En un an, moins de six actions de groupe ont été engagées dans les domaines du logement et de la finance. À ce jour, une seule a abouti. Pour le secrétariat d'État chargé du commerce, de l'artisanat, de la consommation et de l'économie numérique, « le dispositif a déjà fait ses preuves » (déclaration du 1er octobre 2015).

Un risque exagéré ?

Cela n'a pas empêché un cabinet d'avocat très réputé de signer le 4 novembre 2014, soit un mois seulement après le vote de la loi instaurant l'action de groupe dans le domaine de la consommation, un article sur le site du journal *La Tribune* intitulé : « Actions de groupe : déjà des dérapages », par Kami Haeri et Benoît Javaux. Les auteurs dénoncent « la recherche d'un retentissement médiatique » chez les associations, une « atteinte immédiate et durable à l'image des professionnels » ou encore « un moyen de pression permettant de forcer la main des professionnels ». À lire ce texte, la nouvelle procédure d'action de groupe ne peut être que négative. Le site Internet de ce cabinet permet d'en comprendre la raison. Il y est indiqué que le cabinet « suit depuis plus de quinze ans, pour le compte de plusieurs clients, l'ensemble des contributions universitaires et des initiatives parlementaires et gouvernementales relatives à l'action de groupe ». L'objectif de ce travail est, en particulier, « de sensibiliser les entreprises aux risques (juridiques, financiers et médiatiques) posés par la nouvelle loi et aux mesures devant être mises en œuvre pour les anticiper ». Le cabinet a même établi « une plateforme dédiée à une nouvelle forme d'actions judiciaires (en étant accompagnées, le cas échéant, par des agences de communication) ». Nul ne sera surpris d'apprendre que ce cabinet « assiste des laboratoires et des fabricants de matériels médicaux ». La « contribution » de ce cabinet à la réflexion sur l'action de groupe s'est encore concrétisée par une participation à une table ronde organisée par la Commission des affaires sociales le 10 décembre 2014 sur le thème de l'action de groupe, cette même commission qui travaille sur la loi santé. D'autres cabinets d'avocats participaient à cette réunion dont deux au moins revendiquent être le « conseil de grands groupes pharmaceutiques et de fabricants de matériel médical ». Il est dommage que des associations de victimes n'aient pas été invitées pour porter la parole de leurs adhérents. Mais après tout, ces procédés sont parfaitement légaux et il serait surprenant qu'ils n'existent pas, les enjeux étant lourds de conséquence. Seuls les pouvoirs publics ont les moyens – et le devoir – d'être attentifs à ces manœuvres pour éviter toute manipulation.

Quoi qu'il en soit, un an après son lancement, l'UFC-Que choisir évoque dans la presse les « espoirs déçus » et la lenteur des procédures. Les patients feront-ils le même constat ? Derrière l'effet d'annonce, quel est l'avenir de cette action ? S'agit-il de donner un moyen de pression supplémentaire aux associations contre les industriels ?

L'action groupe, comment ça marche ?

L'action concernera non seulement les médicaments, mais aussi les dispositifs médicaux, les produits cosmétiques ou encore les produits sanguins. La liste complète est donnée à l'article 5311-1 du Code de santé publique.

Tout commence par la demande d'une association agréée « d'usagers du système de santé ». À ce jour, il en existe 486 (agrément national ou régional), ce qui renforce la crainte des industriels de voir certaines d'entre elles profiter de l'effet d'aubaine pour se faire de la publicité. Ces associations disposent du monopole pour engager les recours, que ce soit une médiation ou un procès.

La loi propose le recours à une médiation dont l'objet est de « proposer aux parties une convention réglant les conditions de l'indemnisation amiable des dommages ».

La convention, laquelle doit être homologuée par un juge, doit prévoir les modalités de publicité pour permettre aux usagers concernés d'être informés de leur possibilité d'obtenir la réparation de leur dommage.

Ce processus va-t-il connaître un grand succès ? L'avenir le dira mais on peut en douter : quel serait l'intérêt pour un laboratoire d'utiliser la voie de la médiation qui suppose la reconnaissance de sa responsabilité ? À choisir cette voie, le risque n'est-il pas celui d'un enlisement des dossiers pendant plusieurs mois voire plusieurs années ?

Si l'association choisit le recours contentieux, il faut comprendre que si l'action de groupe permet l'exercice d'une action collective contre le même professionnel de santé, elle ne change en rien les conditions nécessaires pour engager la responsabilité de ce professionnel.

Ainsi, il sera toujours indispensable de prouver l'existence soit d'un produit de santé défectueux soit d'une faute commise par le laboratoire dans l'utilisation d'un produit de santé.

L'association présentera devant le tribunal (judiciaire ou administratif) les dossiers de plusieurs usagers « placés dans une situation similaire ou identique ».

Les deux termes ne sont pas redondants : deux usagers peuvent présenter une situation soit qui se ressemble parfaitement (*identique*) soit qui présente des points communs (*similaire*).

Par exemple, deux personnes ayant absorbé le même médicament peuvent présenter des effets indésirables graves et différents. Le juge dira si leur cas est *similaire* pour déclarer leur recours collectif recevable.

La loi ne pose pas de minimum de dossiers à présenter par l'association. Avant de statuer sur la responsabilité, le tribunal ordonnera fort probablement une mesure d'expertise médicale pour établir le lien de causalité entre les cas présentés et le produit incriminé. Gageons que cette expertise se révélera d'autant plus complexe à mener qu'il existera de nombreux dossiers à examiner.

Si la justice retient la responsabilité du professionnel de santé, et après épuisement de toutes les voies de recours (appel et cassation), des mesures de publicité seront mises en œuvre (presse, télévision) pour informer les autres usagers de la possibilité d'adhérer au groupe et demander une indemnisation. La loi fixe un délai de 5 ans maximum pour effectuer cette démarche.

À supposer que toutes ces étapes aient été franchies avec succès, viendra enfin le temps de l'indemnisation. Les débats ont confirmé que l'action avait pour but une indemnisation intégrale de tous les préjudices. Le juge déterminera dans sa décision les dommages susceptibles d'être indemnisés.

Le professionnel condamné formalisera une proposition indemnitaire. Dans cette dernière phase, celle de l'indemnisation, le recours au juge sera facultatif. En effet, le texte précise que « les usagers dont la demande n'a pas été satisfaite » (absence d'offre indemnitaire ou proposition insuffisante) peuvent demander au juger de statuer sur la réparation. On peut supposer que les parties devront négocier les indemnités et, à défaut d'accord, se tourner vers le juge.

Un bilan de la loi est prévu au bout de 30 mois d'application.

On le voit, l'action de groupe modifie en profondeur l'état d'esprit de l'indemnisation des victimes pensé jusqu'à présent comme un droit individuel.

Certes, l'union des victimes fait leur force. Malheureusement, sans changement des conditions pour engager la responsabilité des laboratoires, on s'interroge sur la pertinence de cette action collective. Il sera toujours aussi difficile d'établir la faute d'un laboratoire ou l'existence d'un produit de santé défectueux.

Alors, quelle est la meilleure solution ?

Prenons un peu de hauteur : ne fait-on pas fausse route avec cette action de groupe ? Jusqu'à présent, les pouvoirs publics ont toujours réagi de la même manière lorsqu'ils étaient confrontés à une catastrophe sanitaire potentielle : ils créaient un dispositif *ad hoc* pour faire face à la situation et traiter les nombreuses victimes potentielles.

Ainsi, les victimes directes d'un effet secondaire lié à une vaccination obligatoire peuvent saisir l'Oniam. Et espérer obtenir une indemnisation quelle que soit la gravité des préjudices. Un dispositif identique existe pour les personnes contaminées par le virus du sida, les virus des hépatites B et C ou encore le virus T-lymphotropique lorsque cette contamination a été causée par une transfusion de produits sanguins ou une injection de médicaments dérivés du sang.

Ces procédures présentent un fonctionnement similaire : après avoir participé à une expertise financée par l'Oniam, la victime dont le dommage est reconnu se voit proposer une indemnisation par l'établissement public selon un barème officiel. Le professionnel de santé n'est pas, à ce stade, mis en cause et l'indemnisation intervient au titre de la solidarité nationale.

Ainsi, lorsque l'affaire du Mediator éclate en 2010, le laboratoire Servier est rapidement mis en accusation. Les pouvoirs publics pensent que le nombre de victimes potentielles sera élevé. Devant l'émotion suscitée, le ministre de la santé Xavier Bertrand dispose de plusieurs alternatives : soit laisser les victimes engager des recours individuels en justice, sachant que le laboratoire incriminé se défendra bec et ongles, ce qui risque de prolonger les procédures ; soit organiser un traitement uniforme des demandes. Sans surprise, la seconde option est choisie. Sans doute aussi parce que les pouvoirs publics sont conscients des lacunes de l'agence de sécurité sanitaire. Ils veulent, par ce procédé, éviter que l'on puisse s'attaquer aux failles du système. La loi du 29 juillet 2011 crée ainsi un « dispositif spécifique pour l'instruction des demandes d'indemnisation concernant les préjudices imputables au benfluorex (Mediator) ». Mais attention, contrairement à ce qui existait jusqu'à présent, la loi n'évoque pas un fonds d'indemnisation. Le processus a « simplement » pour vocation de faciliter cette indemnisation. La grande avancée du dispositif est d'offrir aux victimes potentielles une expertise gratuite à partir des pièces médicales de leur dossier personnel.

Le collège d'experts est composé de personnalités qualifiées en cardiologie, en pneumologie et en réparation des dommages corporels. Il instruit le dossier pour déterminer d'abord s'il est démontré que la personne a bien pris du Mediator. Si tel est le cas, les experts se prononcent sur l'imputabilité entre les pathologies présentées et le Mediator. En dernier lieu, le collège émet un avis sur les circonstances, les causes, la nature et l'étendue des dommages. À chaque étape du processus, les parties, c'est-à-dire la victime et le laboratoire Servier, ont la faculté de présenter leurs observations auxquelles les experts doivent répondre. Après l'avis émis par les experts, le laboratoire dispose d'un délai de trois mois pour proposer à la victime une offre d'indemnisation. Une négociation peut alors s'engager jusqu'à ce que les parties trouvent un terrain d'entente. En cas de silence ou de refus de formaliser une proposition indemnitaire, la victime peut demander à l'Oniam de se substituer au laboratoire. Mais le dispositif est conçu pour dissuader le laboratoire de contester les avis des experts. En effet, si l'Oniam doit se substituer au laboratoire en raison de sa carence, la loi lui donne le droit de saisir la justice pour se faire rembourser les sommes allouées et demander en outre la condamnation du responsable à verser une pénalité financière égale à 30 % de l'indemnité totale.

En cas de succès, la victime reçoit le chèque d'indemnisation mais seulement après avoir signé une transaction avec le laboratoire, lequel n'omet pas de spécifier que le paiement d'une indemnité ne vaut pas reconnaissance d'une quelconque responsabilité ! Le laboratoire intègre surtout une clause interdisant à la victime de communiquer le protocole à quiconque ou même à faire état de son existence ou de son contenu à des tiers sous peine de devoir rembourser la totalité des sommes perçues.

Le dispositif est victime de son succès et est rapidement encombré par d'innombrables dossiers dont chacun mérite un examen approfondi. À ce jour, plus de 5 300 dossiers ont été enregistrés. Alors qu'en juin 2013, seuls 14,22 % des dossiers donnaient lieu à une indemnisation, ce chiffre est aujourd'hui passé à 29,37 %. Autrement dit, les deux tiers des dossiers sont rejetés soit parce que la prescription de Mediator n'est pas établie, soit parce que la pathologie mise en cause n'est pas liée à ce médicament. On constate que si le dispositif fonctionne bien, les statistiques ne mettent pas en évidence des milliers de demandes satisfaites. À ce jour, plus de 1 400 avis d'indemnisation ont été rendus et le laboratoire Servier a formalisé 1 000 offres d'indemnisation pour un montant moyen de 8 309 euros.

Ce dispositif représente une vraie avancée pour les victimes en allégeant le poids financier représenté par les frais d'expertise à avancer dans une procédure classique. Il offre ainsi une égalité entre les victimes qui disposent en quelque sorte d'un guichet unique pour faire valoir leur demande. Si le dispositif fonctionne, c'est aussi parce que le laboratoire Servier joue le jeu en suivant globalement les avis émis par les experts. Mais, que l'on ne s'y trompe pas, il ne s'agit pas d'un « beau geste » de l'industriel. La démarche est calculée.

D'abord, les indemnisations sont négociées, ce qui revient à dire qu'à préjudice égal, le montant alloué est inférieur à ce qu'aurait pu obtenir la victime devant un tribunal. Certes, le succès d'une procédure contentieuse est affecté d'un aléa et les frais de justice sont parfois dissuasifs. Ensuite, en soumettant les conventions à une clause de confidentialité, le laboratoire interdit de fait l'établissement de toute statistique sur le coût global de l'opération. Il aura fallu attendre longtemps pour savoir combien le laboratoire a provisionné pour indemniser tous les dossiers. Récemment, Servier a communiqué ce montant : 20 millions ont été prévus et 12 millions d'ores et déjà distribués. Ramenons juste cette somme au chiffre d'affaires du laboratoire en 2014 : 4 milliards d'euros…

De plus, cette clause de confidentialité impose aux victimes indemnisées d'observer une stricte discrétion sur l'accord signé de sorte que ces personnes ne peuvent plus médiatiser leur colère. Ainsi, le laboratoire peut-il espérer échapper à la mise au pilori qu'il subit depuis plusieurs années et faire oublier sa réputation sulfureuse. Ajoutons également que ces victimes indemnisées sont autant de parties civiles en moins pour l'éventuel procès pénal promis depuis longtemps.

Ce traitement de l'affaire Mediator n'est pas transposable à l'infini à chaque nouveau scandale sanitaire. Le dispositif est lourd, coûteux pour l'État car il faut bien rémunérer les experts.

Les pouvoirs publics ne vont pas créer un nouveau dispositif pour assurer l'indemnisation des victimes à chaque fois qu'ils sont confrontés à un dommage touchant plusieurs milliers de personnes.

Alors, comment faire pour traiter les demandes des autres victimes d'effets indésirables médicamenteux sans tomber dans les excès ? Jusqu'à présent, ces victimes ont le choix entre une voie contentieuse et une voie amiable. Ces deux voies sont inadaptées pour les raisons expliquées plus haut (voir chapitre précédent).

Un collectif d'associations de victimes a dernièrement proposé de sortir de ce schéma de responsabilité. Aujourd'hui, un laboratoire n'est responsable que lorsque son produit est jugé défectueux ou bien lorsqu'il a commis une faute. La proposition – assez révolutionnaire – de ce collectif est de suggérer qu'un laboratoire pourrait devoir indemniser un patient simplement parce que son médicament a été à l'origine d'un dommage d'une certaine gravité. D'une logique de responsabilité pour faute, on évoluerait vers une logique de responsabilité pour risque. Comme ce n'est pas à la solidarité nationale de supporter le coût de l'indemnisation, l'industrie pharmaceutique serait mise à contribution pour financer ce fonds.

L'hypothèse d'un fonds d'indemnisation

Pour que le système soit pleinement efficace, il faudrait gommer les principaux inconvénients rencontrés actuellement par les victimes. Le premier oblige la victime à démontrer l'imputabilité du médicament dans la survenance d'un effet indésirable. Mais, à l'instar du dispositif Mediator, il serait tenu compte de présomptions graves, précises et concordantes permettant d'accorder aux victimes le bénéfice du doute scientifique. Par exemple, alors que la notice d'un médicament est pour l'heure utilisée comme un véritable parapluie puisque la mention d'un effet indésirable est de nature à éviter toute action en réparation, on pourrait considérer à l'avenir que la mention de cet effet dans la notice présume l'imputabilité entre l'effet présenté et le médicament.

Comme il n'est pas question d'indemniser tout et n'importe quoi, le Fonds n'interviendrait que pour indemniser les effets les plus graves, c'est-à-dire ceux qui entraînent un déficit fonctionnel permanent ou encore les personnes ayant subi un trouble particulièrement grave dans leurs conditions d'existence.

La victime aurait ainsi le choix d'engager une procédure en justice contentieuse ou bien de saisir ce fonds d'indemnisation. Le fonds pourrait être saisi *via* une action de groupe permettant ainsi de régler un grand nombre de cas.

Si ce fonds d'indemnisation devait être gouverné par l'Oniam, il n'en serait pas moins financé par une contribution des laboratoires (par exemple une quote part de la prime d'assurance qui tient compte du risque créé) ou par un prélèvement infime sur chaque vente de spécialité pharmaceutique permettant de tenir compte des volumes des ventes.

Pour les victimes, l'avantage serait de disposer d'un processus non contentieux pour obtenir une indemnisation dans des cas graves. Pour les laboratoires, ce fonds présenterait l'avantage de ne plus aborder la question de l'indemnisation sous l'angle de la responsabilité pour faute ou pour produits défectueux. Un peu comme dans le système du Mediator, le laboratoire indemniserait sous couvert de gravité du préjudice subi par une personne et non en raison d'une faute commise par ce laboratoire.

Le collectif d'associations de victimes estime que le nombre de dossiers devrait s'élever à environ mille par an. En extrapolant à partir du cas Mediator et du montant moyen d'indemnisation accordé, cela représenterait un budget d'environ 10 millions d'euros par an. À l'heure actuelle, seulement deux cents demandes concernant une affection iatrogène sont traitées chaque année devant les commissions de conciliation et d'indemnisation et une poignée de procès engagée.

Mais sommes-nous prêts à cette révolution ?

Conclusion

Vendredi 15 janvier 2016 : « C'est un accident d'une exceptionnelle gravité » déclare la ministre de la santé. « Je n'ai connaissance d'aucun événement comparable. Ce qui s'est passé est inédit » ajoute Marisol Touraine. La France connaît une nouvelle tragédie sanitaire survenue lors du déroulement d'un essai thérapeutique. Cet essai devait servir à évaluer les effets d'une molécule sur des volontaires sains avant de décider de sa commercialisation. Résultat, un cobaye décédé, quatre autres souffrant de sévères troubles neurologiques.

La ministre déclenche une enquête administrative, le laboratoire incriminé (Bial, un laboratoire portugais) clame son innocence et promet de collaborer loyalement avec les autorités. La Haute Autorité de Santé lance, elle, un audit dudit laboratoire incriminé et le parquet de Paris ouvre une enquête préliminaire pour « blessures involontaires ». La réaction des autorités est à la mesure de l'émoi dans les médias. Il faut vite éteindre ce nouvel incendie qui détruit un peu plus la confiance entre les Français et leur système de santé. Le message est clair : « Plus jamais ça ! »

L'histoire bégaye. Ne nous avait-on pas tenu, quelques années plus tôt, le même refrain au moment du Mediator ?

Peut-on croire que le système de santé français se porte mieux depuis la crise du coupe-faim des laboratoires Servier en 2011 ?

Les promesses de changement profond de paradigme ont-elles été tenues ?

Cinq années plus tard, notre enquête démontre qu'il reste encore bien du chemin à parcourir. Les failles du système de santé dévoilées dans ce livre sont encore béantes. D'ailleurs, peut-il en être autrement quand les pouvoirs publics n'ont pas les moyens (ou ne se les donnent pas) de réellement contrôler et surveiller les médicaments en vente en France ? Les autorités françaises en ont-elles seulement la possibilité quand on sait que 90 % des Autorisations de mise sur le marché de nouveaux médicaments sont décidées au niveau européen ? Et que Paris n'a pas le droit de s'opposer à la commercialisation en France d'un produit pharmaceutique validé par Bruxelles.

Si le grand public a fini par accepter que les effets secondaires sont inhérents à la prise d'un médicament, les autorités sanitaires et les laboratoires pharmaceutiques assument-ils pour autant leur part de responsabilité ? Les « dysfonctionnements » manifestes dans les prises de décisions, les conflits d'intérêts d'experts et de leaders d'opinion avec l'industrie du médicament et le manque de moyens des centres de pharmacovigilance n'ont jamais cessé. De nouveaux scandales risquent malheureusement d'éclater dans les années à venir. Celui de la Dépakine, cet anti-épileptique responsable de malformations diverses du fœtus, n'en est qu'un triste exemple.

Au cours de notre enquête, nous avons pu constater les difficultés de l'univers du médicament à jouer la carte de la transparence. D'un côté, il y a les « sachants » et ceux qui sont censés savoir : les médecins, les pharmaciens, les industriels du médicament, les autorités de la santé. Ils ont le savoir et ne le partagent pas aisément. Ainsi, la direction de l'Agence française du médicament n'a pas réussi à trouver le temps de nous rencontrer pour répondre à une interview. Quant aux responsables des centres de pharmacovigilance, l'omerta est souvent de mise et la parole ne se libère que sous couvert d'anonymat. Du côté des laboratoires, au-delà de la communication d'entreprise classique, il est impossible de discuter sereinement.

Et puis, de l'autre côté, il y a les consommateurs de médicaments, qui ont été victimes des effets secondaires. Leur vie, et celle de leurs proches, a basculé du jour au lendemain. Ces hommes et ces femmes n'étaient pas préparés à ce choc. Tous ne s'en relèvent pas. Car au-delà de la souffrance physique, il s'ajoute le désespoir moral de ne pas être reconnu comme victime.

Ces personnes sont des laissés-pour-compte. Entendre leur douleur est une chose, y répondre en leur offrant un traitement digne de leur cas en est une autre. Les règles prescrites pour espérer une indemnisation se révèlent injustes. Le laboratoire déploie toute son énergie pour refuser de reconnaître l'implication de son médicament. Jusqu'à l'éventuelle indemnisation, la victime devra traverser une série d'obstacles. Les procédures actuelles ne répondent pas aux attentes des victimes. La nouvelle loi de santé et l'intégration de l'action de groupe n'y changeront probablement rien. À quand une indemnisation automatique des conséquences anormales des effets secondaires ?

Ce serait une première étape vers une nouvelle forme de relation de confiance entre les malades et le milieu médical. Les Français n'attendent que cela.

Annexes

Quelques informations supplémentaires très utiles

Cette partie à visée consultative vous permettra de connaître l'ensemble des médicaments placés en pharmacovigilance à la date d'impression de cet ouvrage, à savoir au début de l'année 2016. Attention, ces informations sont susceptibles d'évoluer, aussi nous vous conseillons de consulter les différents sites Internet indiqués en cas de doute sur la prise d'un médicament. Nous espérons que la reproduction de ces informations vous sera utile.

Les différentes annexes sont :

- Annexe 1 : Médicaments sous surveillance renforcée (Source Agence française du médicament)
- Annexe 2 : Plan de gestion des risques
- Annexe 3 : Médicaments concernés par une recommandation temporaire d'utilisation
- Annexe 4 : Médicaments à consommer avec précaution en cas de grossesse
- Annexe 5 : Lettre type de demande de dossier médical
- Annexe 6 : Principaux sites Internet (Oniam, Agence française du médicament, EMA...)

ANNEXE 1

Médicaments placés sous surveillance renforcée

(source : Agence française du médicament, septembre 2015)

Nom du produit	Substance(s) actives(s)	Motif(s) de l'inscription sur la liste	Laboratoire titulaire de l'AMM
Abasria	Insuline glargine	Nouveau produit biologique	Lilly France
Accofil	Filgrastim	Nouveau produit biologique	Accord Healthcare Limited
Akynzeo	Nétupitant Palonosétron	Nouvelle substance active	Helsinn Birex Pharmaceuticals LTD
Adcetris	Brentuximab védotine	Nouvelle substance active, AMM conditionnelle, PASS : étude de sécurité post-autorisation (étude conçue pour confirmer, mieux caractériser ou réfuter un signal de sécurité associé au médicament)	Takeda Global Research and Development Centre (Europe) Ltd
Adempas	Riociguat	Nouvelle substance active	Bayer Pharma AG
Aldurazyme	Laronidase	AMM dans des conditions exceptionnelles, PASS	Genzyme Europe B.V
Amyvid	Florbétapir [18F]	Nouvelle substance active	Eli Lilly Nederlands B.V.
Anoro	Uméclidinium	Nouvelle substance active	Glaxo Group Limited

Nom du produit	Substance(s) actives(s)	Motif(s) de l'inscription sur la liste	Laboratoire titulaire de l'AMM
Apleek	Ethinylestradiol gestodène	Nouvelle substance active	Bayer Santé
Atriance	Nélarabine	AMM dans des conditions exceptionnelles	Glaxo Group Limited
ATryn	Antithrombine alpha	AMM dans des conditions exceptionnelles, PASS	GTC Biotherapeutics UK Limited
Aubagio	Teriflunomide	Nouvelle substance active	Sanofi Aventis
Balanca	Acétate de chlormadinone éthinylestradiol	PASS	Gedeon Richter Plc.
Balancacontinu	Acétate de chlormadinone éthinylestradiol	PASS	Gedeon Richter Plc.
Belara	Acétate de chlormadinone éthinylestradiol	PASS	Gedeon Richter Plc.
Belaracontinu	Acétate de chlormadinone éthinylestradiol	PASS	Gedeon Richter Plc.
Bemfola	Follitropine alfa	Nouveau produit biologique	Finox biotech AG
Benlysta	Bélimumab	Nouvelle substance active	Glaxo Group Ltd
Betmiga	Mirabégron	Nouvelle substance active	Astellas Pharma Europe B.V.
Bexsero	Vaccin méningococcique groupe B (ADNr, compo-sant, adsorbé)	Nouvelle substance active	Novartis Vaccines and Diagnostics S.r.l.
Bosulif	Bosutinib	Nouvelle substance active, AMM condition-nelle, PASS	Pfizer Limited
Bretaris Genuair	Bromure d'aclidinium	Nouvelle substance active, PASS	Almirall, S.A.
Brimica Genuair	Aclidinium	PASS	Almirall S.A.
Brintellix	Vortioxétine	Nouvelle substance active	H. Lundbeck A/S
Caprelsa	Vandétanib	Nouvelle substance active, AMM conditionnelle	AstraZeneca AB

Nom du produit	Substance(s) actives(s)	Motif(s) de l'inscription sur la liste	Laboratoire titulaire de l'AMM
Ceplene	Histamine dichlorhydrate	AMM dans des conditions exceptionnelles	Meda AB
Cerdalga	Eliglustat	Nouvelle substance active	Genzyme Europe BV
Champix	Varénicline	PASS	Pfizer
Cinryze	Inhibiteur de C1 (humain)	PASS	ViroPharma SPRL
Cleviprex émulsion injectable 0,5 mg/ml	Clévidipine	Nouvelle substance active	The Medicnes Company UK Limited
Colthiozid	Thiocolchicoside	PASS	Laboratoires Pharmy II
Coltramyl	Thiocolchicoside	PASS	Sanofi Aventis France
Cometriq	Cabozantinib	Nouvelle substance active, AMM conditionnelle	TMC Pharma Services LTD
Constella	Linaclotide	Nouvelle substance active	Almirall, S.A.
Corientor	Ivrabradine	PASS	Laboratoires Servier
Cosentyx	Sécukinumab	Nouvelle substance active	Novartis Europharm Limited
Cuprymina	Chlorure de cuivre (64Cu)	Nouvelle substance active	Sparkle S.r.l
Cyramza	Ramucirumab	Nouvelle substance active	Eli Lilly Nederland B.V.
Cyproterone / Ethinylestradiol Teva	Acétate de cyprotérone et Ethinylestradiol	PASS	Teva Santé
Dacogen	Décitabine	Nouvelle substance active	Janssen-Cilag International B.V
Daklinza	Daclatasvir	Nouvelle substance active	Bristol Myers Squibb Pharma EEIG
Daliresp	Roflumilast	PASS	Takeda GMBH
Daxas	Roflumilast	PASS	Takeda GMBH
Defitelio	Defibrotide	Nouveau produit biologique, AMM sous circonstances exceptionnelles	Gentium S.P.A.

Nom du produit	Substance(s) actives(s)	Motif(s) de l'inscription sur la liste	Laboratoire titulaire de l'AMM
Deltyba	Délamanid	Nouvelle substance active, AMM conditionnelle	Otsuka Novel Products GMBH
Depakine	Valproate de sodium	PASS	Sanofi Aventis France
Depakine chrono	Valproate de sodium Acide valproïque	PASS	Sanofi Aventis France
Depakote	Acide valproïque	PASS	Sanofi Aventis France
Depamide	Valpromide	PASS	Sanofi Aventis France
Dificlir	Fidaxomicine	Nouvelle substance active	FGK Representative Service GmbH
Diane 35	Acétate de cyprotérone et Ethinylestradiol	PASS	Bayer Sante
Domperidone Almus	Dompéridone	PASS	Biogaran
Domperidone Arrow	Dompéridone	PASS	Arrow Génériques
Domperidone Biogaran	Dompéridone	PASS	Biogaran
Domperidone Cristers	Dompéridone	PASS	Cristers
Domperidone EG	Dompéridone	PASS	Eg Labo - Laboratoires Eurogenerics
Domperidone Gerda	Dompéridone	PASS	Substipharm
Domperidone Mylan	Dompéridone	PASS	Mylan SAS
Domperidone Pierre Fabre	Dompéridone	PASS	Pierre Fabre Médicament
Domperidone Ratiopharm	Dompéridone	PASS	Ratiopharm (Allemagne)

Nom du produit	Substance(s) actives(s)	Motif(s) de l'inscription sur la liste	Laboratoire titulaire de l'AMM
Domperidone Sandoz	Dompéridone	PASS	Sandoz
Domperidone Teva Santé	Dompéridone	PASS	Teva Santé
Domperidone Zentiva	Dompéridone	PASS	Sanofi-Aventis France
Domperidone Zydus	Dompéridone	PASS	Zydus France
Duaklir Genuair	Aclidinium fumarate de formotérol dihydraté	PASS	Almirall S.A.
Edarbi	Azilsartan médoxomil	Nouvelle substance active	Takeda Global Research and Development Centre (Europe) Ltd
Edurant	Rilpivirine	Nouvelle substance active	Janssen-Cilag International B.V.
Eklira Genuair	Bromure d'aclidinium	Nouvelle substance active, PASS	Almirall, S.A
Elaprase	Idursulfase	AMM dans des conditions exceptionnelles	Shire Human Genetic Therapies AB
Eliquis	Apixaban	Nouvelle substance active	Bristol Myers Squibb/ Pfizer EEIG
Elvanse (Tyvense)	Lisdexamphétamine	Nouvelle substance active	Shire Pharmaceutical Contracts Limited
Entyvio	Védolizumab	Nouvelle substance active	Takeda Pharma A/S
Enurev Breezhaler	Bromure de glycopyrronium	Nouvelle substance active, PASS	Novartis Europharm Ltd
Eperzan	Albiglutide	Nouvelle substance active	Glaxosmithkline Trading Services Limited
Erivedge	Vismodegib	Nouvelle substance active, AMM conditionnelle	Roche Registration Ltd
Esbriet	Pirfénidone	Nouvelle substance active, PASS	InterMune UK Ltd

Nom du produit	Substance(s) actives(s)	Motif(s) de l'inscription sur la liste	Laboratoire titulaire de l'AMM
Eurartesim	Pipéraquine tétra-phosphate / dihydroartémisinine	Nouvelle substance active, PASS	Sigma-tau Industrie Farmaceutiche Riunite S.p.A.
Evarrest	Fibrinogène humain thrombine humaine	Nouveau produit biologique	Omrix Biopharmaceuticals NV
Evepar	Acétate de cyprotérone et Ethinylestradiol	PASS	Mylan SAS
Eviplera	Emtricitabine / rilpivirine / ténofovir disoproxil	Nouvelle substance active	Gilead Sciences International Limited
Evoltra	Clofarabine	AMM dans des conditions exceptionnelles	Genzyme Europe B.V.
Evotaz	Atazanavir - cobicistat	Nouvelle substance active	Bristol Myers Squibb Pharma EEIG
Exjade	Déférasirox	PASS	Novartis Europharm Limited
Exviera	Dasabuvir	Nouvelle substance active	AbbVie Ltd
Eylea	Aflibercept	Nouvelle substance active	Bayer Pharma AG
Fampyra	Fampridine	Nouvelle substance active, AMM conditionnelle	Biogen IDEC Ltd
Fer Actavis	Fer injectable	PASS	Pharmaki Generics Ltd
Fer IBD3 Pharma Consulting	Fer injectable	PASS	IBD3 Pharma Consulting
Ferinject	Fer injectable	PASS	Vifor France SA
Fer Mylan	Fer injectable	PASS	Fresenius Kabi France SA
Fer panpharma	Fer injectable	PASS	PANMEDICA
Ferrisat	Fer injectable	PASS	Pharmacosmos A/S
Fer Sandoz	Fer injectable	PASS	Sandoz
Firdapse	Amifampridine	AMM dans des conditions exceptionnelles, PASS	BioMarin Europe Ltd

Nom du produit	Substance(s) actives(s)	Motif(s) de l'inscription sur la liste	Laboratoire titulaire de l'AMM
Fluarix Tetra	Virus de la grippe fragmenté, inactivé	Nouveau produit biologique	Glaxosmithkline
Fluenz Tetra	Vaccin grippal (vivant atténué, nasal)	Nouveau produit biologique	MedImmune LLC
Forxiga	Dapagliflozine	Nouvelle substance active	Bristol-Myers Squibb / AstraZeneca EEIG
Fycompa	Pérampanel	Nouvelle substance active	Eisai Europe Ltd
Gardasil 9	Protéine L1 recombinante adsorbée du virus humain Papillomavirus HPV type 11, 16, 18, 6, 31, 33, 45, 52, 58	Nouvelle substance active	Sanofil Pasteur MSD SNC
Gazyvaro	Obinutuzumab	Nouvelle substance active	Roche Registration Ltd
Gilenya	Fingolimod chlorhydrate	Nouvelle substance active, PASS	Novartis Europharm Ltd
Giotrif	Afatinib	Nouvelle substance active	Boehringer Ingelheim International GMBH
Glivec	Imatinib base	PASS	Novartis Europharm Ltd
Glybera	Alipogène tiparvovec	Nouvelle substance active, AMM dans des conditions exception-nelles, PASS	uniQure biopharma B.V.
Grastofil	Filgrastim	Nouveau produit biologique	Apotex Europe BV
Halaven	Eribuline mésylate	Nouvelle substance active	Eisai Europe Ltd
Harvoni	Lédipasvir, sofosbuvir	Nouvelle substance active	Gilead Sciences International Ltd
Hetlioz	Tasimeltéon	Nouvelle substance active	Vanda Pharmaceuticals Limited

Nom du produit	Substance(s) actives(s)	Motif(s) de l'inscription sur la liste	Laboratoire titulaire de l'AMM
Hexacima	Anatoxine diphtérique – anatoxine tétanique – Antigène de Bordetella pertussis – Virus polio-myélitique inactivé – Antigène de surface de l'hépatite B – Polyoside d'Haemophilus influenzae type b conjugué à la protéine tétanique	Nouveau produit biologique	Sanofi Pasteur
Hexyon	Anatoxine diphtérique – anatoxine tétanique – Antigène de Bordetella pertussis – Virus polio-myélitique inactivé – Antigène de surface de l'hépatite B – Polyoside d'Haemophilus influenzae type b conjugué à la protéine tétanique	Nouveau produit biologique	Sanofi Pasteur MSD SNC
Hizentra	Immunoglobuline humaine normale (plasmatique)	Nouveau produit biologique	CSL Behring GmbH
Holoclar	Cellules épithéliales cornéennes humaines autologues amplifiées ex vivo contenant des cellules souches (Mammifère / Humain / Cornée)	Nouvelle substance active AMM conditionnelle	Chiesi Farmaceutici S.P.A.
Hyperhes	Hydroxyéthylamidon	PASS	Fresenius Kabi France SA
HyQvia	Immunoglobuline humaine normale (plasmatique)	Nouveau produit biologique	Baxter Innovations GMBH
Iclusig	Ponatinib	Nouvelle substance active	ARIAD Pharmaceuticals Ltd
Ilaris	Canakinumab	AMM dans des conditions exceptionnelles, PASS	Novartis Europharm Ltd

Nom du produit	Substance(s) actives(s)	Motif(s) de l'inscription sur la liste	Laboratoire titulaire de l'AMM
Imbruvica	Ibrutinib	Nouvelle substance active	Janssen Cilag International NV
Imnovid	Pomalidomide	Nouvelle substance active, PASS	Celgene Europe Limited
Imnavex	Virus de la vaccine vivant modifié, souche Ankara-Bavarian Nordic (MVA-BN)	Nouvelle substance active, AMM sous circonstances exceptionnelles	Bavarian Nordic A/S
Incivo	Télaprévir	Nouvelle substance active	Janssen-Cilag International B.V
Increlex	Mécasermine	AMM dans des conditions exceptionnelles, PASS	Ipsen Pharma
Incresync	Alogliptine pioglitazone	Nouvelle substance active	Takeda Pharma A/S
Incruse	Uméclidinium	Nouvelle substance active	Glaxo Group Limited
Inlyta	Axitinib	Nouvelle substance active	Pfizer Ltd
Inflectra	Infliximab	Nouveau produit biologique	Hospira France - Meudon la Foret
Invokana	Californienne	Nouvelle substance active	Janssen Cilag International NV
Iznova-eziclen	Sulfate de sodium anhydre	PASS	Ipsen Pharma
Isovol 6%	Hydroxyéthylamidon	PASS	B Braun Melsungen AG
Jakavi	Ruxolitinib	Nouvelle substance active, PASS	Novartis Europharm Ltd
Jardiance	Empagliflozine	Nouvelle substance active	Boehringer Ingelheim International GMBH
Jaydess	Lévonorgestrel	PASS	Bayer Santé
Jentadueto	Linagliptine/metformine	Nouvelle substance active	Boehringer Ingelheim International GMBH
Jetrea	Ocriplasmine	Nouvelle substance active	ThromboGenics NV
Jevtana	Cabazitaxel	Nouvelle substance active	Sanofi-Aventis
Jinarc	Tolvaptan	PASS	Otsuka Pharmaceutical Europe LTD

Nom du produit	Substance(s) actives(s)	Motif(s) de l'inscription sur la liste	Laboratoire titulaire de l'AMM
Kadcyla	Trastuzumab emtansine	Nouvelle substance active	Roche Registration Ltd
Kalydeco	Ivacaftor	Nouvelle substance active, PASS	Vertex Pharmaceuticals (U.K.) Ltd
Kengrexal	Cangrélor	Nouvelle substance active	The Medicines Company UK Ltd
Ketoconazole HRA	Kétoconazole	PASS	Laboratoire HRA Pharma
Keytruda	Pembrolizumab	Nouvelle substance active	Merck Sharp & Dohme Ltd
Krystexxa	Pégloticase	Nouvelle substance active, PASS	Savient Pharma Ireland Ltd
LacTEST	Gasiloxe	Nouvelle substance active	Lactest S.L. (in Spain), Venter Pharma S.L. (in Germany)
Latuda	Lurasidone	Nouvelle substance active	Takeda Pharma A/S
Laventair	Uméclidinium	Nouvelle substance active, PASS	
Lemtrada	Alemtuzumab	Nouveau produit biologique	Genzyme
Lenvima	Lenvatinib	Nouvelle substance active	Eisai Limited
Libertek	Roflumilast	PASS	Takeda GmbH
Lixiana	Edoxaban	Nouvelle substance active	Daiichi Sankyo Europe GMBH
Lojuxta	lomitapide	Nouvelle substance active, AMM sous circonstances exceptionnelles	Aegerion Pharmaceuticals
Lonquex	Lipegfilgrastim	Nouvelle substance active, PASS	Teva Pharma BV
Lumark	Chlorure de lutécium (177Lu)	Nouvelle substance active	IDB Radiopharmacy BV
Lymphoseek	Tilmanocept	Nouvelle substance active	Non Disponible
Lynparza	Olaparib	Nouvelle substance active	AstraZeneca AB

Nom du produit	Substance(s) actives(s)	Motif(s) de l'inscription sur la liste	Laboratoire titulaire de l'AMM
Lyxumia	Lixisénatide	Nouvelle substance active	Sanofi-Aventis
Maci	Chondrocytes humains autologues (Mammifère / Humain / Chondrocytes) placés sur membrane de collagène porcine de type I/III	Nouvelle substance active	Genzyme Europe BV
Mekinist	Tramétinib	Nouvelle substance active	Glaxo Group Ltd
Meriofert	Menotrophin	Nouveau produit biologique	Laboratoires Genévrier SA
Micropakine LP	Valproate de sodium Acide valproïque	PASS	Sanofi Aventis France
Minerva	Acétate de cyprotérone Ethinylestradiol	PASS	Bayer Santé
Miorel	Thiocolchicoside	PASS	Daiichi Sankyo France SAS
Motilium	Dompéridone	PASS	Janssen-Cilag
Moventig	Naloxégol	Nouvelle substance active	Astrazeneca AB
Myoplege	Thiocolchicoside	PASS	Laboratoires Genevrier SA
Mysimba	Naltrexone / Bupropion	PASS	Orexigen Therapeutics Ireland Limited
Naglazyme	Galsulfase	AMM dans des conditions exceptionnelles, PASS	BioMarin Europe Ltd
Neuraceq	Florbétabène (18F)	Nouvelle substance active	Piramal Imaging GmbH
NexoBrid	Concentré d'enzymes protéolytiques enrichi en bromélaïne	Nouvelle substance active, PASS	Teva Pharma GmbH
Nimenrix	Vaccin conjugué méningococcique des groupes A, C, W-135 et Y	Nouvelle substance active, PASS	GlaxoSmithKline Biologicals, S.A.
Novo Eight	Turoctocog alfa	Nouvelle substance active	Novo Nordisk A/S
Novo Thirtheen	Catridécacog	Nouvelle substance active	Novo Nordisk A/S

Nom du produit	Substance(s) actives(s)	Motif(s) de l'inscription sur la liste	Laboratoire titulaire de l'AMM
Nulojix	Bélatacept	Nouvelle substance active	Bristol Myers Squibb Pharma EEIG
Numetah G16% E	Alanine, arginine, aspartic acid, calcium chloride, cysteine, glucose monohydrate, glutamic acid, glycine, histidine, isoleucine, leucine, lysine monohydrate, magnesium acetate, methionine, olive oil, ornithine hydrochloride, henylalanine, potassium acetate, proline, serine, sodium chloride, sodium glycerophosphate, soybean oil, taurine, threonine, tryptophan, tyrosine, valine	PASS	Baxter SAS
Nuwiq	Simoctocog alfa	Nouvelle substance active	Octapharma AB
Ofev	Nintedanib	Nouvelle substance active	Boehringer Ingelheim International GmbH
Olysio	Siméprévir	Nouvelle substance active	Janssen Cilag International NY
Opdivo	Nivolumab	Nouvelle substance active	Bristol Myers Ssuibb Pharma Eeig
Opgenra	Eptotermine alfa	PASS	Olympus Biotech International Ltd
Opsumit	Macitentan	Nouvelle substance active	Actelion Registration Ltd
Optimark	Gadoversétamide	PASS	Covidien Imaging France
Orbactiv	Oritavancin	Nouvelle substance active	The Medicines Company UK Ltd
Oroperidys	Dompéridone	PASS	Pierre Fabre Médicament
Orphacol	Acide cholique	AMM sous circonstances exceptionnelles	Laboratoires CTRS

Nom du produit	Substance(s) actives(s)	Motif(s) de l'inscription sur la liste	Laboratoire titulaire de l'AMM
Osseor	Ranélate de strontium	PASS	Laboratoires Servier
Otezla	Aprémilast	Nouvelle substance active	Celgene Europe Ltd
Ovaleap	Follitropine alfa	Nouveau produit biologique	Teva Pharma BV
Pandemrix	Vaccin grippal pandémique (H1N1) (virion fragmenté, inactivé, adjuvé)	PASS	GlaxoSmithKline Biologicals
Perjeta	Pertuzumab	Nouvelle substance active	Roche Registration Ltd
Peridys	Dompéridone	PASS	Pierre Fabre Médicament
Picato	Ingénol mébutate	Nouvelle substance active	Leo Pharma A/S
Pixuvri	Pixantrone	Nouvelle substance active	CTI Life Sciences Ltd
Plegridy	Péginterféron bêta-1a	Nouvelle substance active	Biogen Idec Ltd
Procoralan	Ivabradine	PASS	Laboratoires Servier
Protelos	Ranélate de strontium	PASS	Laboratoires Servier
Quinsair	Lévofloxacine	PASS	Aptalis Pharma SAS
Raplixa	Fibrinogène humain (mammifère / humain / plama)	Nouveau produit biologique	ProFibrix BV
Relvar Ellipta	Furoate de fluticasone - vilantérol	Nouvelle substance active	Glaxo Group Ltd
Remsima	Infliximab	Nouveau produit biologique	Celltrion Healthcare Hungary KFT
Restorvol 6%	Hydroxyéthylamidon	PASS	BBraun Melsungen AG
Revestive	Téduglutide	Nouvelle substance active	Nycomed Danmark ApS
Revinty Ellipta	Furoate de fluticasonevilantérol	PASS	Glaxo Group Ltd
Revlimid	Lénalidomide	PASS	Celgene Europe Ltd
Rezolta	Darunavir / Cobicistat	Nouvelle substance active	Janssen-Cilag International NV

Nom du produit	Substance(s) actives(s)	Motif(s) de l'inscription sur la liste	Laboratoire titulaire de l'AMM
Ristempa	Pegfilgrastim	Nouveau produit biologique	Amgen Europe B.V.
Rixubis	Nonacog gamma	Nouveau produit biologique	Baxter Innovations GmbH
Ryzodeg	Insuline dégludec / Insuline asparte	Nouvelle substance active	Novo Nordisk A/S
Saxenda	Liraglutide	Nouveau produit biologique	Novo Nordisk A/S
Seasonique	Lévonorgestrel Ethinylestradiol	PASS	Teva Sante
Scenesse	Afamélanotide	Nouvelle substance active AMM dans des conditions exceptionnelles	Clinuvel (UK) Ltd
Seebri Breezhaler	Glycopyrronium bromure	Nouvelle substance active PASS	Novartis Europharm
Selincro	Nalmefène	Nouvelle substance active	H. Lundbeck A/S
Senshio	Ospémifène	Nouvellesubstance active	Shionogi Ltd
Signifor	Pasiréotide	Nouvelle substance active	Novartis Europharm Ltd
Sirturo	Bédaquiline	Nouvelle substance active - AMM conditionnelle	Janssen Cilag International NV
Sivextro	Phosphate de tédizolid	Nouvelle substance active	Cubist (UK) Ltd
Sovaldi	Sofosbuvir	Nouvelle substance active	Gilead Sciences International Ltd
Somatropin Biopartners	Somatropine	Nouveau produit biologique	Biopartners GmbH
Spedra	Avanafil	Nouvelle substance active	Vivus BV
Stivarga	Régorafénib	Nouvelle substance active	Bayer Pharma AG
Stribild	Elvitégravir – cobicistat – emtricitabine - ténofovir disoproxil	Nouvelle substance active	Gilead Sciences International Ltd
Striverdi Respimat	Olodatérol	Nouvelle substance active	Boehringer Ingelheim International GmbH

Nom du produit	Substance(s) actives(s)	Motif(s) de l'inscription sur la liste	Laboratoire titulaire de l'AMM
Synjardy	Empagliflozine - chlorhydrate de metformine	Nouvelle substance active	Boehringer Ingelheim International Gmbh
Sylvant	Siltuximab	Nouvelle substance active	Janssen Cilag International NV
Tafinlar	Dabrafénib	Nouvelle substance active	Glaxosmithkline Trading Services Ltd
Targocid	Téicoplanine	PASS	Sanofi Aventis France
Teysuno	Tégafur / Giméracil / Otéracil	Nouvelle substance active	Nordic Group B.V.
Thiocolchicoside Actavis	Thiocolchicoside	PASS	Actavis Group HF
Thiocolchicoside Almus	Thiocolchicoside	PASS	Biogaran
Thiocolchicoside Alter	Thiocolchicoside	PASS	Laboratoires Alter
Thiocolchicoside Arrow	Thiocolchicoside	PASS	Arrow Génériques
Thiocolchicoside Biogaran	Thiocolchicoside	PASS	Biogaran
Thiocolchicoside Cristers	Thiocolchicoside	PASS	Cristers
Thiocolchicoside EG	Thiocolchicoside	PASS	EG Labo - Laboratoires Eurogenerics
Thiocolchicoside Mylan	Thiocolchicoside	PASS	Mylan SAS
Thiocolchicoside Ratiopharm	Thiocolchicoside	PASS	Ratiopharm GmbH
Thiocolchicoside Sandoz	Thiocolchicoside	PASS	Sandoz
Thiocolchicoside Teva	Thiocolchicoside	PASS	Teva Santé

Nom du produit	Substance(s) actives(s)	Motif(s) de l'inscription sur la liste	Laboratoire titulaire de l'AMM
Thiocolchicoside Zentiva	Thiocolchicoside	PASS	Sanofi Aventis France
Tivicay	Dolutégravir	Nouvelle substance active	VIIV Healthcare UK Limited
Translarna	Ataluren	Nouvelle substance active - AMM conditionnelle	PTC Therapeutics Limited
Tovanor Breezhaler	Glycopyrronium bromure	Nouvelle substance active - PASS	Novartis Europharm Ltd
Trajenta	Linagliptine	Nouvelle substance active	Boehringer Ingelheim International GmbH
Tresiba	Insuline dégludec	Nouvelle substance active	Novo Nordisk A/S
Trimetazidine BGR	Trimétazidine	PASS	Biogaran
Trimetazidine Biogaran	Trimétazidine	PASS	Biogaran
Trimetazidine Cristers	Trimétazidine	PASS	Cristers
Trimetazidine EG	Trimétazidine	PASS	EG LABO - Laboratoires EuroGenerics
Trimetazidine Igen	Trimétazidine	PASS	Société Ipsor Generiques - Igen
Trimetazidine Ipsor	Trimétazidine	PASS	Laboratoires Ipsor
Trimetazidine Mylan	Trimétazidine	PASS	Mylan SAS
Trimetazidine Teva	Trimétazidine	PASS	Teva Santé
Trimetazidine Zydus	Trimétazidine	PASS	Zydus France
Triumeq	Dolutégravir, Abacavir, Lamivudine	Nouvelle substance active	VIIV Healthcare
Trobalt	Rétigabine	Nouvelle substance active	Glaxo Group Ltd

Nom du produit	Substance(s) actives(s)	Motif(s) de l'inscription sur la liste	Laboratoire titulaire de l'AMM
Trulicity	Dulaglutide	Nouvelle substance active	Eli Lilly Nederland BV
Tybost	Cobicistat	Nouvelle substance active	Gilead Sciences
Tysabri	Natalizumab	PASS	Elan Pharma International Ltd
Ultibro Breezhaler	Indacatérol glycopyrronium	PASS	Novartis Pharma SAS
Ulunar Breezhaler	Indacatérol glycopyrronium	PASS	Novartis Europharm Ltd
Valproate de sodium Aguettant	Valproate de sodium	PASS	Laboratoire Aguettant
Valproate de sodium Arrow	Valproate de sodium	PASS	Arrow Génériques
Valproate de sodium Arrow LP	Valproate de sodium	PASS	Arrow Génériques
Valproate de sodium Biogaran LP	Valproate de sodium	PASS	Biogaran
Valproate de sodium EG LP	Valproate de sodium	PASS	EG Labo - Laboratoires Eurogenerics
Valproate de sodium GNR LP	Valproate de sodium	PASS	Sandoz
Valproate de sodium Mylan LP	Valproate de sodium	PASS	Mylan SAS
Valproate de sodium Teva LP	Valproate de sodium	PASS	Teva Santé
Valproate de sodium Teva Santé LP	Valproate de sodium	PASS	Ratiopharm GmbH

Nom du produit	Substance(s) actives(s)	Motif(s) de l'inscription sur la liste	Laboratoire titulaire de l'AMM
Valproate de sodium Sandoz LP	Valproate de sodium	PASS	Sandoz
Valproate de sodium Zentiva	Valproate de sodium	PASS	Sanofi Aventis France
Valproate de sodium Zentiva LP	Valproate de sodium	PASS	Sanofi Aventis France
Vargatef	Nintédanib	Nouvelle substance active	Boehringer Ingelheim International GmbH
Vastarel	Trimétazidine	PASS	Laboratoires Servier
Vedrop	Tocofersolan	AMM dans des conditions exceptionnelles - PASS	Orphan Europe S.A.R.L.
Velphoro	Fer ferrique	Nouvelle substance active	Fresenius Medical Care France
Venofer	Fer injectable	PASS	Vifor France SA
Vepacel	Vaccin contre la grippe (virion entier, inactivé)	Nouvelle substance active	Baxter Innovations GmbH
Vibativ	Télavancine	PASS	Clinigen Healthcare Ltd
Victrelis	Tocofersolan	AMM dans des conditions exceptionnelles - PASS	Orphan Europe S.A.R.L.
Viekirax	Ombitasvir / Paritaprévir / Ritonavir	Nouvelle substance active	AbbVie Ltd
Vimizim	Elosulfase alfa	Nouvelle substance active, PASS	Biomarin Europe Limited
Vipdomet	Alogliptine chlorhydrate de metformine	Nouvelle substance active	Takeda Pharma A/S
Vipidia	Alogliptine	Nouvelle substance active	Takeda Pharma A/S
Vitekta	Elvitégravir	Nouvelle substance active	Gilead Sciences International Ltd
Vizamyl	Flutémétamol (18F)	Nouvelle substance active	GE Healthcare Limited

Nom du produit	Substance(s) actives(s)	Motif(s) de l'inscription sur la liste	Laboratoire titulaire de l'AMM
Vokanamet	Canagliflozine - Chlorhydrate de metformine	Nouvelle substance active	anssen Cilag International NV
Voluven	Hydroxyéthylamidon - Chlorure de sodium	PASS	Fresenius Kabi France SA
Voncento	Facteur VIII de coagulation humain - Facteur Willebrand de coagulation humain	Nouveau produit biologique	CSL Behring SA
Volulyte 6 %	Hydroxyéthylamidon	PASS	Fresenius Kabi France SA
Votubia	Evérolimus	AMM conditionnelle	Novartis Europharm Ltd
Vyndaqel	Tafamidis	Nouvelle substance active - AMM dans des conditions exceptionnelles - PASS	Pfizer Speciality UK Ltd
Xadago	Safinamide	Nouvelle substance active	Zambon S.p.A.
Xagrid	Anagrélide	AMM dans des conditions exceptionnelles	Shire Pharmaceutical Contracts Ltd
Xalkori	Crizotinib	Nouvelle substance active - AMM conditionnelle	Pfizer Ltd
Xarelto	Rivaroxaban	PASS	Bayer Pharma AG
Xgeva	Dénosumab	Nouveau produit biologique	Amgen Europe B.V.
Xiapex	Collagénase de Clostridium histolyticum	Nouvelle substance active	Pfizer Ltd
Xigduo	Dapagliflozine - Metformine	Nouvelle substance active	Bristol-myers Squibb / Astrazeneca EEIG
Xofigo	Radium (223Ra) (dichlorure de)	Nouvelle substance active	Bayer Pharma AG
Xoterna Breezhaler	Indacatérol glycopyrronium	PASS	Novartis Europharm Ltd
Xtandi	Enzalutamide	Nouvelle substance active	Astellas Pharma Europe

Nom du produit	Substance(s) actives(s)	Motif(s) de l'inscription sur la liste	Laboratoire titulaire de l'AMM
Xultophy	Insuline - Dégludec - Liraglutide	Nouveau produit biologique	Novo Nordisk
Xydalba	Dalbavancine	Nouvelle substance active	Durata Therapeutics International B.V.
Yellox	Bromfenac	Nouvelle substance active	Croma-Pharma GmbH
Yervoy	Ipilimumab	Nouvelle substance active - PASS	Bristol Myers Squibb Pharma EEIG
Zaltrap	Aflibercept	Nouvelle substance active	Sanofi-Aventis
Zelboraf	Vemurafenib	Nouvelle substance active	Roche Registration Ltd
Zinforo	Ceftaroline fosamil	Nouvelle substance active	AstraZeneca AB
Zoely	Acétate de nomégestrol - Estradiol	PASS	Theramex S.R.L.
Zontivity	Vorapaxar	Nouvelle substance active	Merck Sharp & Dohme Ltd
Zydelig	Idélalisib	Nouvelle substance active	Gilead Sciences
Zykadia	Céritinib	Nouvelle substance active	Novartis Europharm Limited
Zytiga	Abiratérone	Nouvelle substance active	Janssen-Cilag International B.V.

ANNEXE 2

Médicaments faisant l'objet d'un plan de gestion des risques

(source : Agence française du médicament)

Médicaments	Substance active	Classe de médicaments	Motif de surveillance
ACLASTA	Acide zolédronique	Biphosphonates	Risque d'altération de la fonction rénale, dont insuffisance rénale Risque d'hypocalcémie Risque d'ostéonécrose de la mâchoire Risque potentiel d'ostéonécrose de localisation autre que la mâchoire Risque cérébro-vasculaire potentiel Risque potentiel de troubles du rythme (fibrillation auriculaire) Risque potentiel de fractures fémorales atypiques
ALLI 60 mg, gélule ALLI 27 mg, comprimé à croquer	Orlistat	Aide à la perte de poids	Risque hépatique Mésusage (IMC<28kg/m², < 18 ans...)

Médicaments	Substance active	Classe de médicaments	Motif de surveillance
ARAVA 10 mg, comprimés pelliculés - Arava 20 mg, comprimés pelliculés - Arava 100 mg, comprimés pelliculés	Léflunomide	Rhumatologie	Risque tératogène Réactions hépatiques Cytopénies Réactions cutanées graves Infections Atteintes pulmonaires interstitielles Tératogénicité Hypertension artérielle Utilisation concomitante avec un autre traitement de fond hépatotoxique ou hématotoxique (méthotrexate) Risque potentiel de toxicité fœtale via le père Risque potentiel de syndromes lymphoprolifératifs Risque potentiel de leucoencéphalopathie multifocale progressive Risque potentiel d'insuffisance rénale Risque potentiel de neuropathie périphérique
ARCOXIA 30 mg, comprimé pelliculé - ARCOXIA 60mg, comprimé pelliculé	Etoricoxib	Anti-inflammatoires et antirhumatismaux	Complications cardiovasculaires thrombotiques Complications digestives Risque cardio-rénal Réactions cutanées graves et d'hypersensibilité

Médicaments	Substance active	Classe de médicaments	Motif de surveillance
AZZALURE 10 unités Speywood/0,05 ml poudre pour solution injectable - BOCOUTURE 4 unités/0,1 ml poudre pour solution injectable - BOTOX 50, 100, 200 unités Allergan, poudre pour solution injectable - DYSPORT 300, 500 unités Speywood, poudre pour solution injectable - NEUROBLOC 5000 U/ml, solution injectable Vistabel 4 unités Allergan/0,1 ml, poudre pour solution injectable - XEOMIN 50, 100 unités DL50, poudre pour solution injectable	Toxine botulinique de type A : Azzalure, Bocouture, Botox, Dysport, Vistabel, Xeomin - Toxine botulinique de type B : Neurobloc	Toxine botulinique	Risques d'effets indésirables liés à la diffusion de la toxine à distance du site d'injection (faiblesse musculaire excessive, dysphagie et pneumopathie d'inhalation).

Médicaments	Substance active	Classe de médicaments	Motif de surveillance
BYETTA 5 microgrammes, solution injectable, stylo pré rempli - BYETTA 10 microgrammes, solution injectable, stylo pré rempli	Exénatide	Antidiabétiques	Risque de pancréatite Risque d'insuffisance rénale aiguë Risque de perte de poids rapide Risque potentiel de développement d'Anticorps anti-Exenatide (réactions ciblées : réaction type Anaphylactique) Risque potentiel d'événements cardiaques Risque potentiel de néoplasies pancréatique et thyroïdienne Risque potentiel de néoplasies suite à l'association de l'insuline à exenatide
CERVARIX	Vaccin Papillomavirus Humain [Types 16, 18] (recombinant, avec adjuvant AS04, adsorbé)	Vaccin viral	Risque potentiel de maladies auto-immunes Insuffisance de données chez la femme enceinte Insuffisance de données chez la femme VIH positive

Médicaments	Substance active	Classe de médicaments	Motif de surveillance
CIMZIA 200 mg solution injectable	Certolizumab pegol (CZP)	Rhumatologie	Infections graves, incluant des tuberculoses et des infections opportunistes invasives. Risque potentiel de pathologies malignes, incluant des lymphomes. Risque potentiel d'anémie aplastique, neutropénie, thrombocytopénie, pancytopénie et leucopénie. Risque potentiel d'insuffisance cardiaque congestive et événements cardiaques ischémiques. Risque potentiel d'affections démyélinisantes. Risque potentiel d'affections auto-immunes incluant lupus et syndrome lupique. Risque potentiel d'immunogénicité, incluant sarcoïdose, réactions d'hypersensibilité graves. Risque potentiel de réactivation du virus de l'hépatite B. Risque potentiel d'événements hémorragiques graves.

Médicaments	Substance active	Classe de médicaments	Motif de surveillance
COLOKIT	Phosphate monosodique monohydraté - Phosphate disodique anhydre	Gastro-entérologie	Troubles hydro-électrolytiques. Atteintes rénales (insuffisance rénale aiguë et néphrocalcinose). Lésions superficielles de la muqueuse gastrique. Réactions d'hypersensibilité. Troubles cardiaques (risque de léger allongement du QT lié aux déséquilibres électrolytiques et arythmies). Risque potentiel d'utilisation hors-AMM.
CYMBALTA	Duloxétine	Antidépresseurs	Risque hépatique Comportement/idées suicidaire(s) (effet de classe) Risque potentiel d'événements cardiovasculaires Risque potentiel de saignements gastro-intestinaux lors de l'administration concomitante avec les AINS Risque potentiel d'insuffisance rénale Insuffisance de données chez la femme enceinte Insuffisance de données chez le sujet âgé Insuffisance de données à long-terme chez le patient souffrant de douleur chronique Potentiel d'utilisation hors-AMM

Médicaments	Substance active	Classe de médicaments	Motif de surveillance
EFIENT 10mg, comprimés	Prasugrel (Hydrochloride)	Antithrombotique	Hémorragie Réaction d'hypersensibilité incluant angioedème Risque potentiel de mésusage
FIRMAGON 120 mg, poudre et solvant pour solution injectable - FIRMAGON 80 mg, poudre et solvant pour solution injectable	Dégarélix	Cancérologie	Réactions au point d'injection Allongement de l'intervalle QT Formation d'anticorps anti-dégarélix Risque potentiel de diminution de la densité minérale osseuse et pathologies cardiovasculaires Risque potentiel d'augmentation des enzymes hépatiques (ALAT/ ASAT) Risque potentiel d'hypersensibilité Risque potentiel d'événements cardiovasculaires
GARDASIL	Vaccin Papillomavirus Humain [Types 6, 11, 16, 18] (Recombinant, adsorbé)	Vaccin	Consolider les données sur le risque de survenue de maladies auto-immunes Consolider les données de sécurité d'emploi à long-terme

Médicaments	Substance active	Classe de médicaments	Motif de surveillance
INCRELEX 10 mg/ml, solution injectable	Mécasermine	Somatropine et agonistes	Hypoglycémie Lipohypertrophie au site d'injection Hypertrophic des tissus lymphoïdes Hypertension intracrânienne Allergie Risque potentiel de pathologies malignes Risque potentiel de réactions d'immunogénicité (anticorps anti-IGF-1) Risque potentiel d'anomalies échocardiographiques dont cardiomégalie Risque potentiel de scoliose Risque potentiel d'épiphysiolyse fémorale supérieure.

Médicaments	Substance active	Classe de médicaments	Motif de surveillance
NPLATE	Romiplostim	Antihémorragiques	Risque de thrombocytose Risque de réapparition de la thrombopénie à l'arrêt du traitement Risque d'augmentation de la réticuline dans la moelle osseuse Risque de progression d'une hémopathie maligne sous-jacente ou d'un syndrome myélodysplasique Risque de complications thrombotiques, thromboemboliques Risque d'erreur médicamenteuse Risque potentiel d'immunogénicité (développement d'anticorps (Ac) neutralisants interagissant avec la thrombopoïétine endogène) Risque potentiel de fibrose de la moelle osseuse Risque potentiel d'hyperleucocytose et d'anémie Risque potentiel d'insuffisance rénale Insuffisance de données chez la femme enceinte et allaitante

Médicaments	Substance active	Classe de médicaments	Motif de surveillance
ORENCIA 250 mg, poudre pour solution à diluer pour perfusion	Abatacept	Rhumatologie	Réactions d'hypersensibilité Infections (dont tuberculose), en particulier chez les patients présentant une pneumopathie chronique obstructive Risque potentiel de pathologies malignes, incluant des lymphomes, carcinomes cutanés non mélanomateux, cancers pulmonaires et cancers du sein Risque potentiel de troubles et de maladie auto-immune Risque potentiel d'immunogénicité Risque potentiel de leucoencéphalopathie multifocale progressive Risque potentiel d'affections du système immunitaire du fœtus en cas de traitement en cours de grossesse

Médicaments	Substance active	Classe de médicaments	Motif de surveillance
OZURDEX 700 microgrammes, implant intra-vitréen avec applicateur	Dexaméthasone	Ophtalmologie	Augmentation de la pression intraoculaire, glaucome, hypertonie intraoculaire Cataractes Décollement du vitré ou hémorragie vitréenne Endophtalmie (infectieuse ou non infectieuse) Décollement ou déchirure de la rétine Issue de vitré ou hypotonie oculaire Migration de l'implant Mauvais positionnement de l'implant Risque potentiel de rétinite secondaire à une réactivation virale latente ou autre infection ophtalmique Risque potentiel d'effets indésirables systémiques Risque potentiel de défaillance mécanique du dispositif Insuffisance de données de sécurité à long terme et en cas d'administration répétée

Médicaments	Substance active	Classe de médicaments	Motif de surveillance
PERFALGAN 10 mg/mL, solution pour perfusion PARACETAMOL B. BRAUN 10 mg/mL, solution pour perfusion PARACETAMOL HOSPIRA 10mg/mL, solution pour perfusion PARACETAMOL KABI 10 mg/mL, solution pour perfusion PARACETAMOL MACOPHARMA 10 mg/mL, solution pour perfusion PARACETAMOL PANPHARMA 10 mg/mL, solution pour perfusion PARACETAMOL RENAUDIN 10 mg/mL, solution pour perfusion	Paracétamol	Antalgiques, antipyrétiques	Risque d'erreurs médicamenteuses (surdosage non intentionnel lié à une confusion entre mL et mg chez le nouveau-né et l'adulte de faible poids)
PRADAXA 75mg, gélule - PRADAXA 110mg, gélule - PRADAXA 150mg, gélule	Dabigatran	Antithrombotiques	Risque hémorragique

Médicaments	Substance active	Classe de médicaments	Motif de surveillance
PYLERA	Sous-citrate de bismuth potassique, métronidazole, chlorhydrate de tétracycline	Associations pour l'éradication de Helicobacter pylori	Risque potentiel d'encéphalopathie Risque potentiel d'utilisation dans des populations à risque de développer des neuropathies périphériques et encéphalopathies (dont les insuffisants rénaux, les insuffisants hépatiques et les patients présentant des troubles du système nerveux central) Risque potentiel de manque d'efficacité Insuffisance de données sur la pharmacocinétique du bismuth contenu dans Pylera® en vie réelle
REVLIMID 5 mg, gélule - REVLIMID 10 mg, gélule - REVLIMID 15 mg, gélule - REVLIMID 25 mg, gélule	Lénalidomide	Cancérologie	Risque tératogène Thrombopénie et saignement Neutropénie et risque infectieux Événements thrombo-emboliques Réactions cutanées Réactions allergiques Syndrome de lyse tumorale Risque de leucémie aiguë myéloïde (LAM) et de tumeurs à cellules B Risque de cancers cutanés non mélanome Risque potentiel de neuropathies périphériques Risque potentiel de cancers secondaires hors LAM, tumeurs à cellules B et cancers cutanés non mélanome

Médicaments	Substance active	Classe de médicaments	Motif de surveillance
REVOLADE	Eltrombopag	Antihémorragiques	Risque d'hépatotoxicité Risque de complications thromboemboliques Risque de réapparition de la thrombopénie à l'arrêt du traitement Risque potentiel de myélofibrose (augmentation de la formation de fibres de réticuline dans la moelle osseuse) Risque potentiel de modifications hématologiques Risque potentiel d'hémopathies malignes Risque potentiel de cataractes Interactions alimentaires avec les aliments et boissons riches en calcium Interactions médicamenteuses avec les « antiacides », les produits contenant des minéraux et certaines statines Insuffisance de données chez la femme enceinte ou allaitant

Médicaments	Substance active	Classe de médicaments	Motif de surveillance
RoActemra 20 mg/ml solution à diluer pour perfusion	Tocilizumab	Rhumatologie	Infections graves Réactions d'hypersensibilité sévères Complications de diverticulite, dont perforation gastro-intestinale Risque potentiel d'augmentation des transaminases hépatiques et risque potentiel d'hépatoxicité Risque potentiel d'augmentation des paramètres lipidiques Risque potentiel d'anomalies hématologiques : neutropénies et thrombopénie Risque potentiel d'affections démyélinisantes aiguës centrales Risque potentiel de pathologies malignes Risque potentiel lié à la restauration de l'activité du CYP 450 Risque potentiel d'immunogénicité Risque potentiel sur le développement squelettique chez l'enfant

Médicaments	Substance active	Classe de médicaments	Motif de surveillance
SIKLOS 1000 mg, comprimé pelliculé sécable - SIKLOS 100 mg, comprimé pelliculé	Hydroxycarbamide	L01XX05	Altération de la fertilité chez l'homme Myélosuppression Risque potentiel d'ulcérations cutanées et de vascularites Risque potentiel de tératogénicité Risque potentiel sur l'embryogénèse, l'allaitement et croissance de l'enfant Risque potentiel de cancers secondaires (notamment leucémies secondaires) Risque potentiel d'aménorrhée Risque potentiel d'erreurs médicamenteuses Risque potentiel de mauvaise manipulation des comprimés Risque potentiel pour les patients avec une altération de la fonction rénale ou hépatique liée à la drépanocytose Information manquante en cas d'utilisation concomitante avec les inhibiteurs nucléosidiques de la transcriptase inverse, d'autres médicaments myélosuppresseurs, des vaccins vivants ou une radiothérapie

Médicaments	Substance active	Classe de médicaments	Motif de surveillance
STELARA 45 mg et 90 mg, solution injectable en seringue pré remplie	Ustekinumab	Dermatologie	Risques identifiés Réactions d'hypersensibilité systémique graves Paralysie faciale Psoriasis pustuleux Risques potentiels Infections graves (dont infections à mycobactéries et salmonelles) Tumeurs malignes. Événements cardiovasculaires Dépression grave (dont comportement suicidaire) Leuco encéphalopathie postérieure réversible. Exposition pendant la grossesse Psoriasis érythrodermique
SYMBICORT TURBUHALER	Budésonide / fumarate de formotérol dihydraté	Syndromes obstructifs des voies aériennes	Risque potentiel de mésusage relatif à la modalité d'administration incluant l'utilisation en traitement pour soulager les symptômes dans l'asthme.
THALIDOMIDE Celgene 50 mg gélule	Thalidomide	Cancérologie	Risque tératogène Neuropathie périphérique Événements thrombo-emboliques veineux et artériels Bradycardie/syncope Risque potentiel de cancers secondaires Risque potentiel d'utilisation hors AMM

Médicaments	Substance active	Classe de médicaments	Motif de surveillance
TOCTINO 10mg, capsule molle - TOCTINO® 30mg, capsule molle	Alitrétinoïne	Rétinoïdes	Tératogénicité
TRACLEER 125mg, comprimé pelliculé - TRACLEER 62,5mg, comprimé pelliculé - TRACLEER 32 mg, comprimé dispersible	Bosentan monohydrate	Pneumologie	Risque tératogène Toxicité hépatique Risque potentiel de diminution du taux de l'hémoglobine
TYSABRI	Natalizumab	Immunosuppresseurs	Risque de survenue d'infections, dont infections opportunistes, leucoencéphalopathies multifocales progressives (LEMP) Risque d'atteinte hépatique Risque de développement d'anticorps anti-natalizumab (immunogénicité) Réaction d'hypersensibilité immédiate Risque potentiel de cancer, notamment de lymphome Insuffisance de données chez la femme enceinte

Médicaments	Substance active	Classe de médicaments	Motif de surveillance
TYVERB 250 mg, comprimé pelliculé	Lapatinib	Cancérologie	Diarrhées Rash Hépatotoxicité Diminutions de la fraction d'éjection ventriculaire gauche Toxicité pulmonaire, notamment atteintes pulmonaires interstitielles et pneumopathies Risque potentiel de modifications du QT

Annexe 3

Recommandation temporaire d'utilisation

(source : Agence française du médicament)

Spécialité pharmaceutique	Substance active	Statut
AVASTIN 25 mg/ml, solution à diluer pour perfusion	Bevacizumab	RTU établie le 24/06/2015 Débutée le 01/09/2015
CIRCADIN 2 mg, comprimé à libération prolongée	Mélatonine	RTU octroyée le 08/07/2015 Débutée le 01/10/2015
LIORESAL 10 mg, comprimé sécable - BACLOFENE Zentiva 10 mg, comprimé	Baclofène	RTU - Début le 17/03/2014
REMICADE 100 mg, poudre pour solution à diluer pour perfusion	Infliximab	RTU octroyée le 04/07/2014 Débutée le 27/10/2014
ROACTEMRA, 20 mg/ml solution à diluer pour perfusion	Tocilizumab	RTU - Début le 07/04/2014
STELARA 45 mg, solution injectable en flacon STELARA 90 mg, solution injectable en seringue préremplie	Ustekinumab	RTU octroyée le 20/11/2015 Début prévu le 25/11/2015
THALIDOMIDE CELGENE 50 mg, gélule	Thalidomide	RTU octroyée le 05/05/2015 Début le 08/06/2015

Spécialité pharmaceutique	Substance active	Statut
VELCADE 1 mg, poudre pour solution injectable	Bortézomib	RTU octroyée le 02/03/2015 Début le 02/04/2015
VELCADE 3,5 mg, poudre pour solution injectable		
VERAPAMIL (Spécialités orales)	Vérapamil	RTU octroyée le 03/08/2015 Débutée le 12/10/2015
ISOPTINE 40 mg, comprimé enrobé		
ISOPTINE 120 mg, gélule		
ISOPTINE L.P. 240 mg, comprimé pelliculé sécable à libération prolongée		
VERAPAMIL SANDOZ 120 mg, comprimé pelliculé		
VERAPAMIL SANDOZ L.P. 240 mg, comprimé pelliculé sécable à libération prolongée		
VERAPAMIL TEVA 40 mg, comprimé pelliculé		
VERAPAMIL TEVA 120 mg, comprimé pelliculé		
VERAPAMIL TEVA L.P. 120 mg, gélule à libération prolongée		
VERAPAMIL TEVA L.P. 240 mg, gélule à libération prolongée		
VERAPAMIL MYLAN L.P. 120 mg, comprimé pelliculé à libération prolongée		
VERAPAMIL MYLAN L.P. 240 mg, comprimé pelliculé sécable à libération prolongée		
VERAPAMIL BIOGARAN L.P. 240 mg, gélule à libération prolongée		
VERAPAMIL EG L.P. 240 mg, comprimé pelliculé sécable à libération prolongée		
VERAPAMIL RATIOPHARM L.P. 240 mg, comprimé pelliculé sécable à libération prolongée		

Annexe 4

Les indications particulières en cas de grossesse

(source : CRAT)

Médicaments tératogènes à proscrire pendant au moins les 2 premiers mois de grossesse, et si possible au-delà, sauf indication exceptionnelle

Molécule	Médicament	Effets indésirables
Acide valproïque	Dépakine, Dépamide, Dépakote	fréquence élevée de malformations et diminution du QI chez les enfants exposés *in utero*
Acitrétine	Soriatane	
Antimitotiques	- Méthotrexate : IMETH, LEDERTREXATE, ETOJECT, NOVATREX - Cyclophosphamide : ENDOXAN	
Isotrétinoïne par voie orale	Contracné, Curacné, Procuta, Roaccutane GEL, ANTIBIOTREX	
Misoprostol	Cytotec, Gymiso, MISOONE	
Mycophénolate	Cellcept, MYFORTIC	
Thalidomide		

Médicaments contre-indiqués pendant la vie foetale

Dès le début du 3e mois de grossesse, la vie fœtale commence. Certains médicaments sont spécifiquement contre-indiqués pendant cette période en raison d'effets fœtaux ou néonatals graves (sans effet malformatif).

Anti-inflammatoires non stéroïdiens (AINS) et inhibiteurs de Cox2 comme par exemple :	- Ibuprofène : ADVIL - BRUFEN - GELUFENE - NUREFLEX - NUROFEN - Kétoprofène : BIPROFENID - KETUM - KETESSE - PROFEMIGR - PROFENID - TOPREC - Nimésulide : Nexen
Inhibiteurs de l'enzyme de conversion (IEC) et antagonistes de l'angiotensine 2 :	- Bénazépril : Cibacène, Briem, Briazide, Cibadrex - Captopril : Lopril, Captolane, Captea, Ecazide - Cilazapril : Justor - Enalapril : Renitec, Co-renitec, LERCAPRESS - ZANEXTRA - Fosinopril : Fozitec, Foziretic - Imidapril : Tanatril - Lisinopril : Prinvil, Zestril, Prinzide, Zestoretic - Moexipril : Moex - Périndopril : Coversyl, Bipreterax, Preterax, COVERAM - Quinapril : Acuitel, Korec, Acuitix, Koretic - Ramipril : Triatec, Cotriatec - Trandolapril : Odrik, Tarka - Zofénopril : TEOULA - ZOFENIL, COTEOULA - ZOFENILDUO

Antagonistes des récepteurs de l'angiotensine II actuellement disponibles en France	- Candésartan : Atacand, Kenzen, Cokenzen, Hytacand - Eprosartan : Teveten, Coteveten - Irbésartan : Aprovel, Coaprovel, Ifirmasta, Ifirmacombi - Losartan : Cozaar, Fortzaar, Hyzaar - Olmésartan : Alteis, Olmetec, Alteisduo, Coolmetec, AXELER, SEVIKAR - Telmisartan : Micardis, Pritor, Tolura, Micardisplus, Pritorplus, Tolucombi, Twinsta - Valsartan : Nisis, Tareg, Cotareg, Nisisc, EXFORGE

Annexe 5

Lettre type de demande de dossier médical

NOM Prénom
Adresse complète

Nom de l'établissement ou du professionnel de santé
Madame la Directrice/Monsieur le Directeur
Adresse du professionnel de santé ou de l'établissement

Date et lieu

Objet : Demande de communication de mon dossier médical
Pièce jointe : une photocopie recto verso de ma pièce d'identité

Madame la Directrice/Monsieur le Directeur/Dr/Mme/M.,

J'ai été hospitalisé(e) dans votre établissement en date du .... jusqu'au .... dans le service .... du Docteur/Professeur ....

Ou

J'ai été suivi(e) dans votre cabinet du ... au .../depuis ...

Conformément à l'article L1111-7 du Code de la Santé publique, j'ai l'honneur de vous demander de bien vouloir que me soient communiquées directement les pièces listées ci-dessous de mon dossier médical.

Je souhaite *(au choix)* : - consulter les documents sur place ou - que soient mises à ma disposition les copies des documents demandés que je viendrai chercher ou - que les documents demandés soient expédiés à mon domicile.

Les éléments communiqués devront comporter (au choix) :

- l'intégralité des documents en votre possession ou
- les pièces suivantes : (exemples)
  - les bulletins d'entrée et de sortie de votre établissement,
  - le compte rendu d'hospitalisation,
  - le compte rendu opératoire,
  - l'ensemble des examens de laboratoire préopératoires et postopératoires, les résultats des examens anatomopathologiques, bactériologiques et antibiogrammes,
  - l'ensemble des radiographies et des examens spécialisés (échographies, scanner, I.R.M., scintigraphies....) qui ont été pratiqués,
  - les dossiers infirmiers,
  - le compte rendu de sortie,
  - le document attestant de mon consentement écrit pour le type d'intervention et d'anesthésie pratiqué,
  - les documents de suivi postopératoire (tels que les feuilles d'anesthésie et de réanimation, les examens biologiques postopératoires),
  - les feuilles de température et de soins infirmiers journaliers,
  - le double du cahier de transmissions des consignes thérapeutiques,
  - toute la correspondance qui a été échangée avec mon médecin traitant ou d'autres spécialistes,
  - les prescriptions.

Conformément à l'article L1111-7 alinéa 7 du Code de la Santé publique, je suis prêt(e) à prendre en charge les frais de reproduction et d'expédition de mon dossier.

Je vous en réglerai le montant dès réception de votre facture (en cas de demande de copie ou d'envoi).

Vous trouverez ci-joint une photocopie de ma pièce d'identité.

Dans cette attente, veuillez agréer, Madame la Directrice/Monsieur le Directeur/Dr/Mme/M., mes salutations distinguées.

Signature

Annexe 6

Principaux sites Internet utiles

Agence nationale de sécurité du médicament et des produits de santé : www.ansm.sante.fr

Agence européenne du médicament : www.ema.europa.eu

Ministère de la santé (Médicaments et autres produits de santé) : www.social-sante.gouv.fr/soins-et-maladies/medicaments-et-autres-produits-de-sante

Office national d'indemnisation des accidents médicaux : www.oniam.fr

Centre de référence sur les agents tératogènes : www.lecrat.fr

Base de données publique des médicaments : www.base-donnees-publique.medicaments.gouv.fr

Vidal (fiches médicaments) : www.vidal.fr

Haute autorité de Santé : www.has-sante.fr

Prescrire : www.prescrire.org

Santé Canada (base de données des effets indésirables) : www.hc-sc.gc.ca

Associations de victimes :

Amalyste (contre le Lyell et le Stevens-Johnson) : www.amalyste.fr

Le CISS (collectif interassociatif sur la santé) : www.leciss.org

Cadus (Conseil aide et défense des usagers) : www.cadus.fr

Les Filles DES : www.lesfillesdes.com

AAAVAM : Association d'Aide Aux Victimes des Accidents des Médicaments https://www.aaavam.eu/

Dépakine : Apesac : Association d'Aide aux Parents d'Enfants souffrant du Syndrome de l'Anti-Convulsivant : www.apesac.org/

Site institutionnel des entreprises pharmaceutiques :
Leem : Les entreprises du médicament : www.leem.org

Site institutionnel de pharmacovigilance :
CRPV : Centre Régional de pharmacovigilance
Association française des CRPV :
http://www.centres-pharmacovigilance.net/

Site institutionnel de l'agence américaine du médicament :
FDA : Food and Drug Administration : www.fda.gov

Formulaires à télécharger :
Formulaire de demande d'indemnisation en cas d'accident médical
www.service-public.fr/particuliers/vosdroits/R1459

Formulaire de déclaration d'un effet indésirable
http://ansm.sante.fr/Declarer-un-effet-indesirable/Votre-declaration-concerne-un-medicament/Votre-declaration-concerne-un-medicament/Votre-declaration-concerne-un-medicament-Vous-etes-un-patient-ou-une-association-de-patients

Index

D